U0056618

蔬菜營養素 小圖鑑

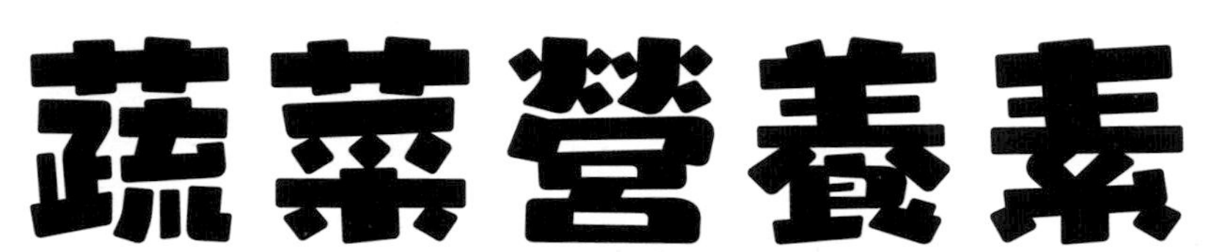

跟著可愛角色學習

防疫守門員！蔬菜守護全民健康！

監修：田中　明　女子營養大學營養診療所所長
　　　蒲池桂子　女子營養大學營養診療所教授
插畫：いとうみつる　譯者：黃美玉

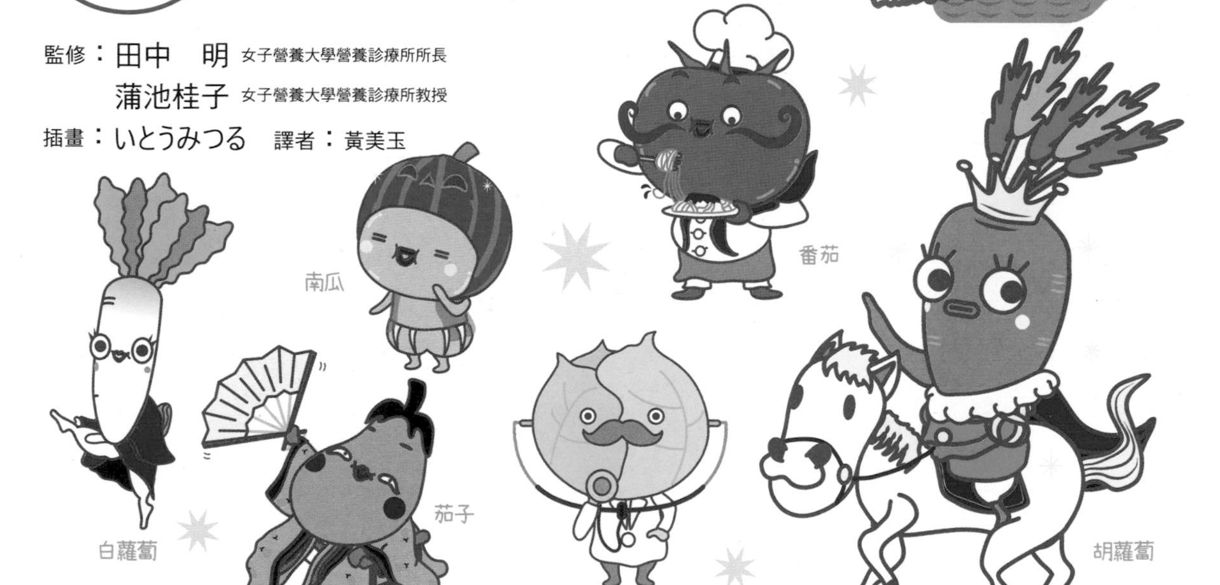

瑞昇文化

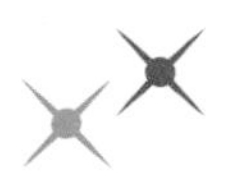

前　言

不知道大家喜不喜歡吃蔬菜呢？如果有人愛吃蔬菜，而且愛吃到每天都會吃蔬菜的話，那麼應該也就會有人雖然喜歡吃番茄，但卻不喜歡吃青椒，或是有很多種蔬菜都不愛吃，吃飯常常會有剩菜……這樣的人吧。

人類花了很長的時間，不只發現了吃起來很好吃的植物，還發現了吃了可以讓身體更健康的植物，進而開始栽種這些植物。這個世界有各式各樣的人，有的人喜歡吃蔬菜、有的人討厭吃蔬菜。可是，你知道嗎？蔬菜有著很神奇的力量，可以為我們帶來健康呢！吃蔬菜可以讓我們的皮膚變好，而且還可以幫助我們把身體裡的垃圾排出去，讓身體變輕鬆。還有，也可以幫助我們消除疲勞、降低我們的焦慮感。蔬菜是離我們身邊最近，幫助我們改善身體狀況的最佳夥伴。

我們在蔬果店或超市這些地方常見到的蔬菜裡面，挑選出了25種經常

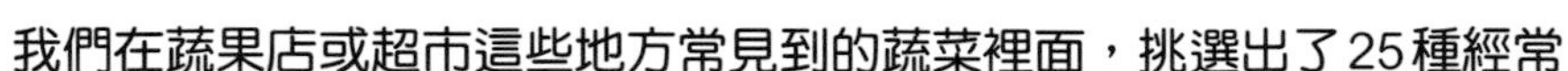

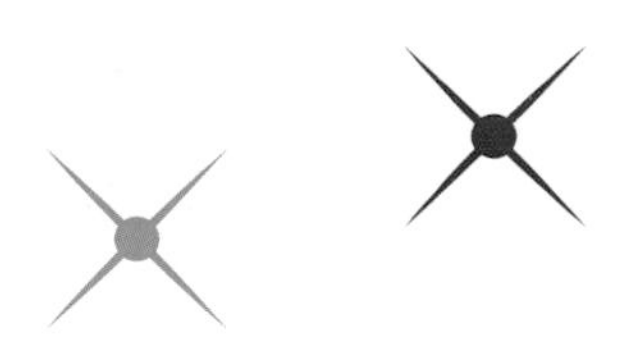

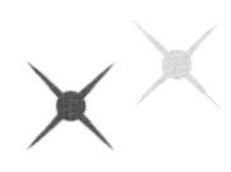

會出現在家中餐桌或是營養午餐裡面的蔬菜，化身成為可愛的角色出現在本書中。這些有趣又可愛的蔬菜角色，會主動把自己的歷史和特徵告訴我們。

　而且不只有蔬菜而已。在同系列的姊妹書《營養素小圖鑑》裡面出現過的可愛角色，也會和新的夥伴一起再次登場喔！這樣我們就可以很清楚知道，哪個蔬菜裡面有哪種營養素。

　讓我們透過這本書，一起快樂學習蔬菜的知識，把討厭吃的蔬菜，變身成為最愛吃的蔬菜吧！讓喜愛吃蔬菜的人更加喜歡吃蔬菜吧！然後，吃下蔬菜所擁有的健康來源，度過身心健康的每一天。

女子營養大學 營養診療教授　**蒲池桂子**

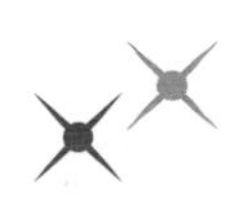

目　次

本書閱讀方法

各式各樣的蔬菜和它們所含的營養素，都會化身成為可愛的角色，在書中登場。這些可愛的角色會告訴我們，這些蔬菜的特徵、吃下去後會有什麼益處。

用一句話來說明這個蔬菜的最大作用。

這裡是蔬菜的名字喔。

將蔬菜的形象變成可愛的插畫角色。

在「這是什麼樣的蔬菜呢？」的項目裡面，會說明這個蔬菜主要的特徵或是它含有的營養素喔！

菠菜大哥
預防貧血的維生素ACE！
說到黃綠色植物的代表，當然就是在說本大爺我囉!?
我出身自亞洲的西南地區，16世紀的時候經由絲綢之路傳進日本的東洋品種，還有明治時代從歐洲傳進日本的西洋品種互相交配，才有了今天的我。
冬天的時候，我所含有的維生素C妹妹和醣類弟弟會增加，所以營養成分會比夏天更高喔。
我含有很豐富的鐵哥哥和葉酸弟弟，他們可以成為血液裡的一部分，確實地預防貧血。
蔬菜小見聞
因為江戶時代吃的東洋品種菠菜適應不了夏天的熱，所以菠菜曾經是只有秋天到冬天才吃得到的季節蔬菜。
有很豐富的膳食纖維，在歐洲被稱為是「腸胃的清道夫」。
靠近根部的紅色部分，含有特別多的鐵。
26

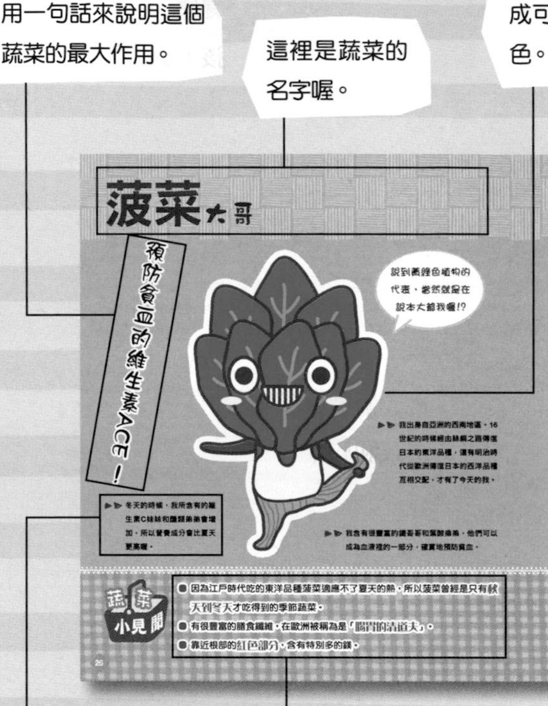

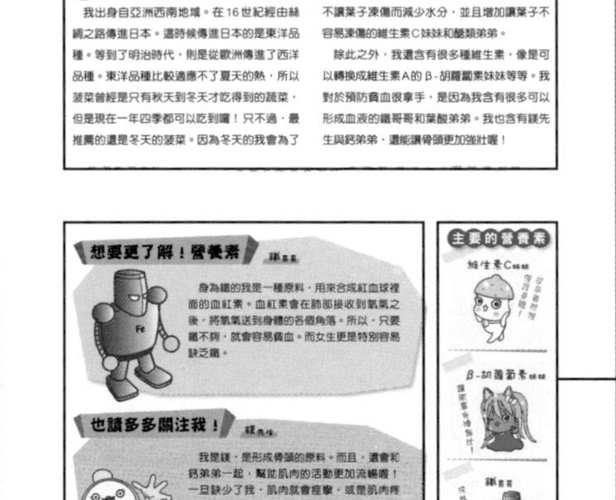

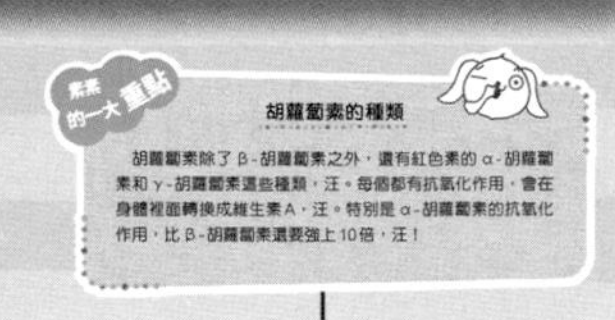

這裡會簡單介紹蔬菜的特徵和它含有的營養素喔！

在「想要更了解！營養素」的地方，會針對蔬菜裡面一個「最主要的營養素」來做詳細介紹喔！

在「素素的一大重點」的地方，會針對蔬菜和營養素做更加詳細的說明喔！

在「蔬菜小見聞」的地方會介紹跟蔬菜有關或是派得上場的小知識喔！

在「也請多多關注〇〇！」的地方，會針對蔬菜含有的營養素或機能性營養素做詳細的介紹喔！

在「主要的營養素」的地方會介紹，在這個蔬菜的所有營養成分中，特別希望大家知道的營養素！

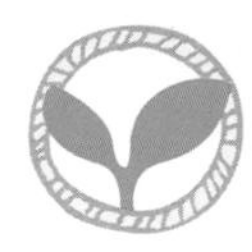

蔬菜營養素的探險隊

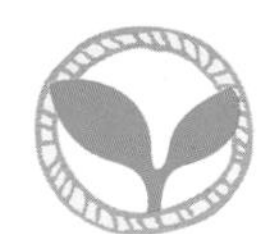

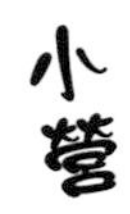

吃東西很挑食的小男孩。但是想要改掉討厭吃蔬菜的習慣。

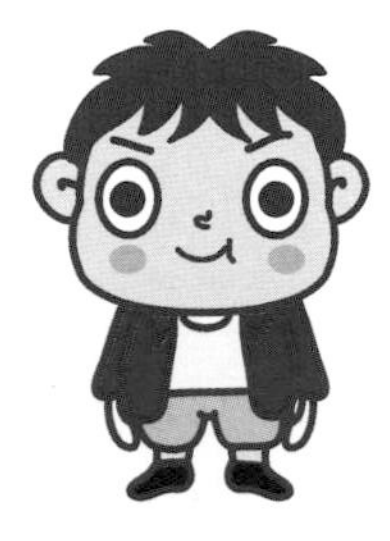

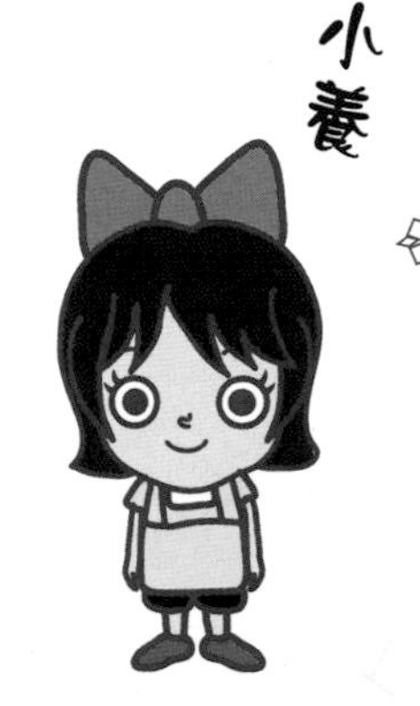

小養

健康取向的小女孩。最近很在意「美肌」這個詞。

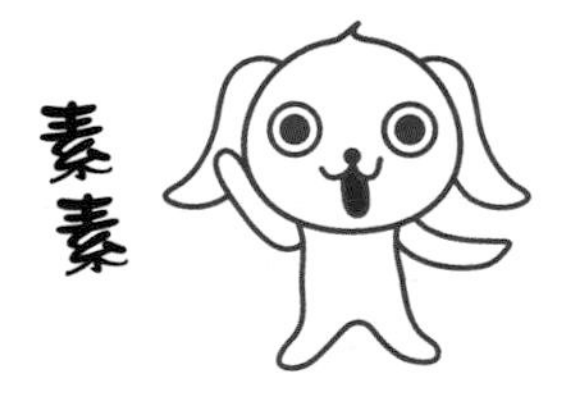

素素

小營和小養的寵物狗。其實牠對蔬菜和營養素非常瞭解。

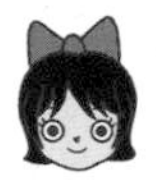

小養「蔬菜對皮膚很好，所以我每天都會吃蔬菜。話說，小營，你有比較在吃蔬菜了嗎？」

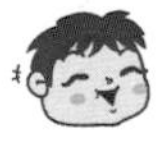

小營「當然啊！雖然我不喜歡吃蔬菜沙拉，可是因為南瓜吃起來很甜，所以我只愛吃南瓜。我每天都吃下很多佃煮南瓜呢！」

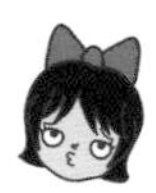

小養「嗯——，只吃南瓜這樣好嗎？蔬菜可是有很多種類……」

素素「你們兩個都還差得遠呢，汪！不同的蔬菜裡面有著不同的營養素，汪！首先讓我們先從『蔬菜和營養素的基礎』來學起吧，汪！」

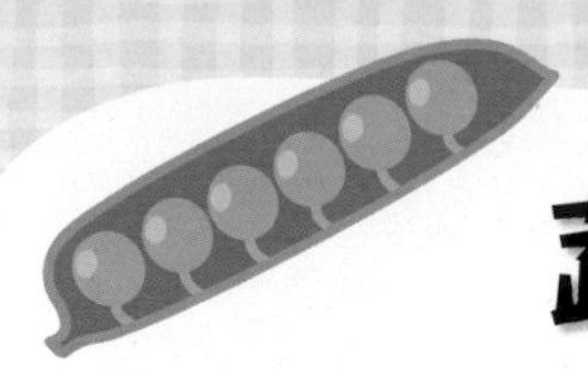

蔬菜和營養素的基礎

「再多吃一點蔬菜吧！」大家有沒有像這樣被別人說過呢？為什麼我們要吃蔬菜呢？為什麼我們不能只吃愛吃的肉或甜點就好了呢？其實啊，這是因為蔬菜裡面含有我們人體必須要補充的營養素。在我們出發去探險之前，讓我們先在這裡了解一下蔬菜所擁有的力量和營養素的基礎知識吧！

好厲害喔！蔬菜的力量

你有聽過「要預防感冒就要多補充維生素C」這個說法嗎？維生素C擁有不讓病毒或細菌靠近我們的力量，可以保護你遠離疾病。很多種蔬菜裡面，都含有這種維生素C。

除此之外，蔬菜還能夠幫忙把吃進肚子裡的食物轉換成能量、幫忙搬運身體裡的血液，讓你的身體保持活力。而且，還能成為讓細胞更新的助力，讓身體變得強壯。甚至，蔬菜還擁有能夠消除掉你身體或內心疲勞的力量。像是番薯和牛蒡之類的蔬菜，就有著能夠將累積在腸道裡面的垃圾，通通都排乾淨的力量喔！

蔬菜裡面藏著
各式各樣的力量，汪！

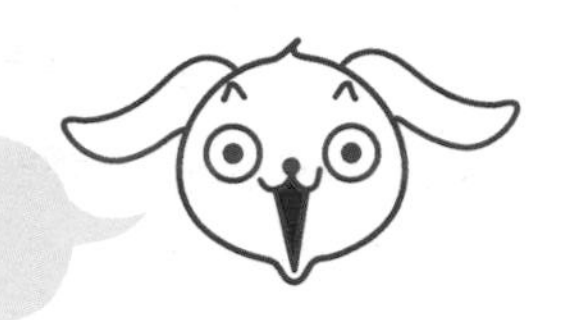

這些力量的基礎，都是來自於蔬菜裡面的「營養素」喔！維生素C也是營養素裡面的其中之一。

蔬菜的作用

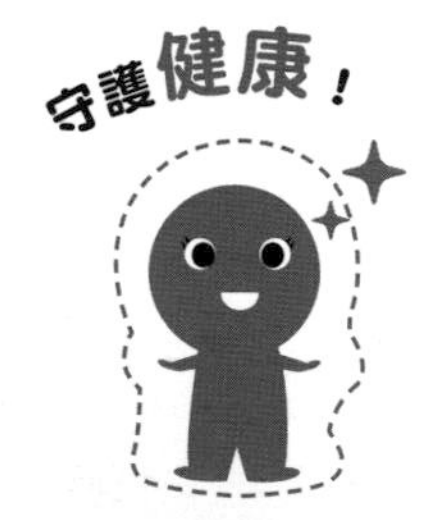

守護健康！

保護皮膚或黏膜，讓身體不容易生病。

製造能量！

幫助製造活動身體所需的能量。

強壯身體！

幫助身體長出堅固的骨頭和牙齒。

體力回復！

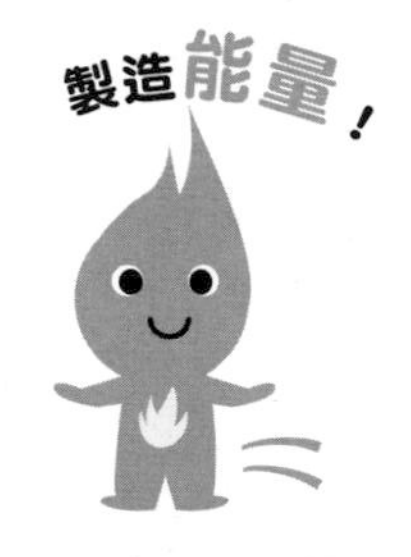

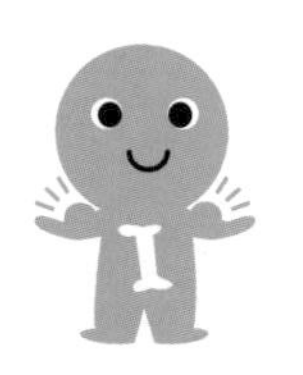

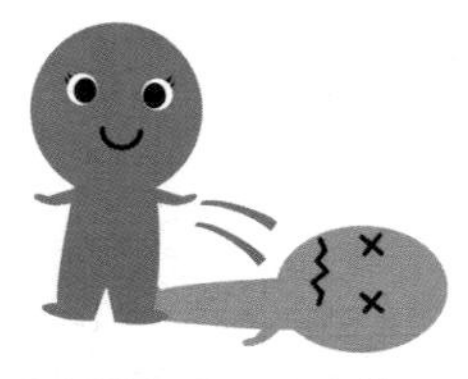

消除身體跟內心的疲勞。

能量的秘密 營養素

人類的身體，是由吃下去的食物的營養素所組成的喔！我們的身體必須要有營養素，才能長出肌肉、長出骨頭和牙齒，才能維持心臟的跳動。

營養素有很多種類。在白飯和麵包裡面含有的「醣類」和油和麵包裡面富含的「脂質」，會轉換成身體的能量；在肉類和魚類裡面含量較多的「蛋白質」，則是會長成我們的身體。這三個就是所謂的「三大營養素」喔！

人類為了要活下去，除了三大營養素之外，「維生素」和「礦物質」也是必須要補充的營養素。維生素是一種會幫助其他營養素發揮作用的營養素，礦物質則是一種維持身體機能正常的營養素。三大營養素再加上維生素和礦物質，被稱為是「五大營養素」。而蔬菜裡面就含有很多這些維生素和礦物質。所以，為了要營養均衡地攝取到三大營養素以外的營養素，就不能少吃蔬菜。

除了維生素和礦物質，蔬菜裡面還含有很多的「膳食纖維」。膳食纖維在很早以前曾經被認為是身體不需要的東西，但是現在大家已經知道，它會將我們的腸道清理乾淨，對身體很有益處。現在也有人把它稱為「第六種營養素」。

在這本書裡面登場的蔬菜，有很多種都含有膳食纖維。關於膳食纖維的作用，我們會在含有最多膳食纖維的那個蔬菜頁面中做介紹喔！

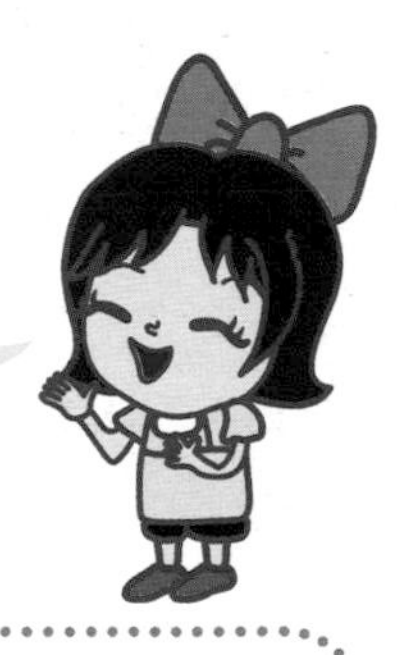

番薯、大豆、香菇是蔬菜嗎？

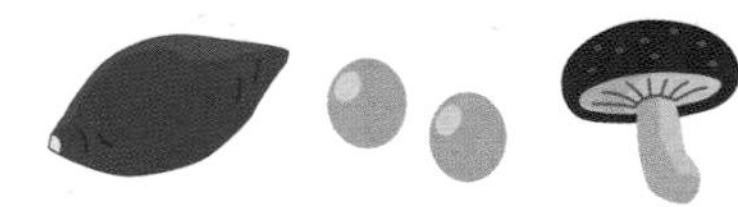

當大家被問到「番薯是蔬菜嗎？大豆是蔬菜嗎？」的時候，會怎麼回答呢？雖然通常我們都會說蔬菜就是「植物的果實、植物的葉子或根、莖」，但其實這樣的分類方法並不是絕對的。根據不同的分類方法，也有人認為番薯是薯類植物、大豆則是豆類植物，覺得它們不是一種蔬菜。不過，因為番薯是植物長出來的塊根，大豆則是植物長出來的果實，所以還是有比較多的人把它們視為是一種蔬菜。

香菇之類的各種菇類都是菌類，它們既不是蔬菜，也不是植物。但是，因為在超市的蔬菜專區看得到它們，而且也會被擺在蔬果店裡面，所以這本書裡面會把這些菇類當成蔬菜的夥伴喔！

這就是五大營養素！

醣類

身體活動的能量來源。比任何營養素都還要更快轉化成為能量。也是大腦唯一的能量來源。

蛋白質

是組成身體各部位的成分來源，像是肌肉、皮膚、內臟、頭髮、血液、指甲和牙齒等。當能量不夠的時候，可以作為身體的替代能量。

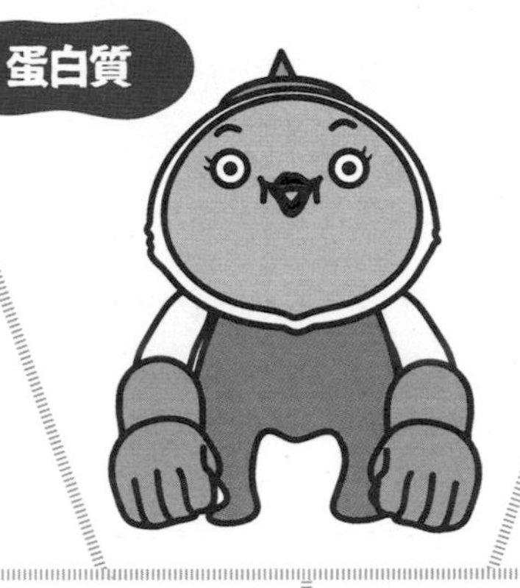

脂質

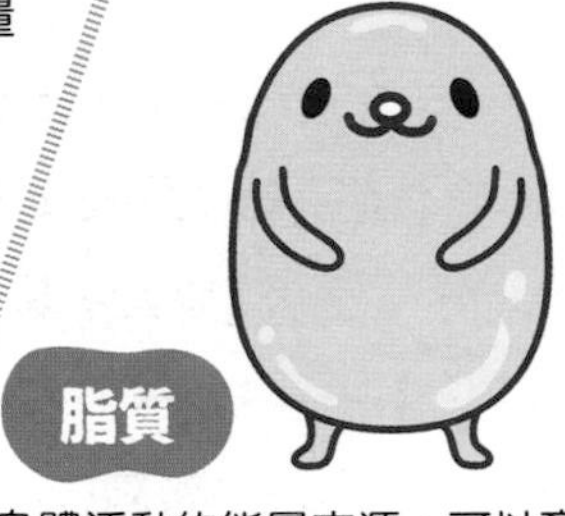

身體活動的能量來源。可以產生很多的能量。平常都是以脂質的形式儲存在身體裡面，將能量和水分保留在身體之中，作為保護內臟和肌肉的緩衝。

維生素

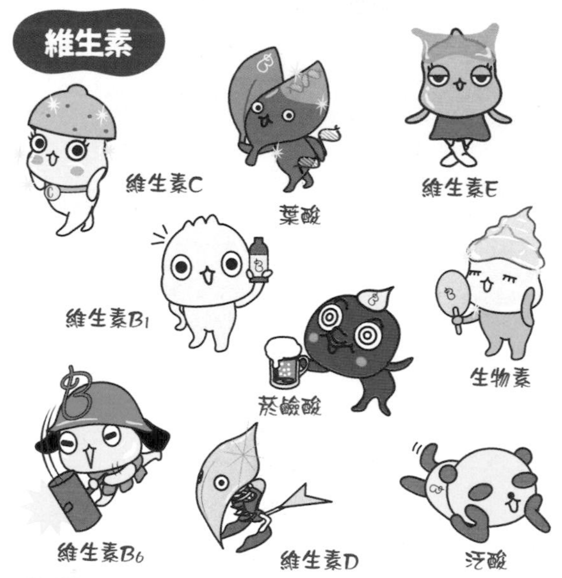

其他還有 維生素A、維生素B_2、維生素B_{12}、維生素K

幫助三大營養素可以順利地進行它們的工作。而維生素B_1、維生素B_2、維生素C之類的水溶性維生素，沒有辦法儲存在身體裡面，所以每天都必須要攝取。

礦物質

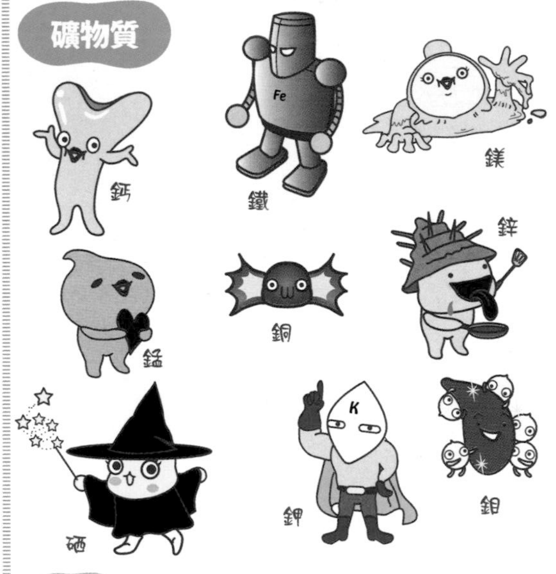

其他還有 磷、鉻、鈉、碘等等

可以調整身體的狀態，也可以作為形成骨頭和牙齒的成分來源。要是吃進太多反而會帶來不好的影響，所以平時就要在飲食之中少量補充。

支撐我們的健康！機能性成分

機能性成分也具有
很重要的作用呢！

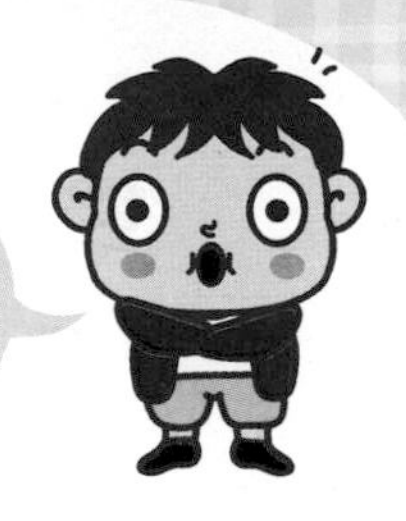

除了五大營養素以外，也還有其他對人類的身體很有用的成分喔！它們是一種被稱為「機能性成分」的東西，具有保持健康、預防疾病的作用。特別是，有很多蔬菜裡面都含有「抗氧化作用」這種機能性成分。

生物在生存上面不可或缺的氧氣，在我們的身體裡面可以和營養素一起製造出能量，還能發揮殺菌作用。不過，多出來的氧氣一旦變成「活性氧」，就會為身體帶來不好的影響。活性氧會跟各種東西結合在一起，然後劣化。而這種變化就叫做「酸化」。鐵的酸化就是所謂的生鏽。人的細胞要是酸化，就會老化或是生病。人的身體也會「生鏽」呢！

抗氧化作用，就是一種防止這類酸化的力量。舉例來說，蘿蔔辛辣成分的異硫氰酸酯，就擁有這種抗氧化作用。

蔬菜的機能性成分，在我們的健康生活裡面，扮演了一個很具分量的角色。

＊β-胡蘿蔔素能在體內轉化成維生素A

這些就是機能性成分！

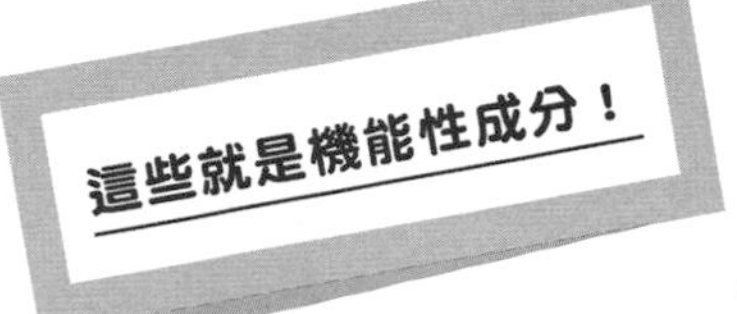

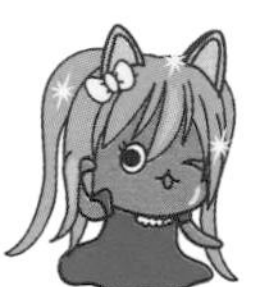

β-胡蘿蔔素

茄紅素

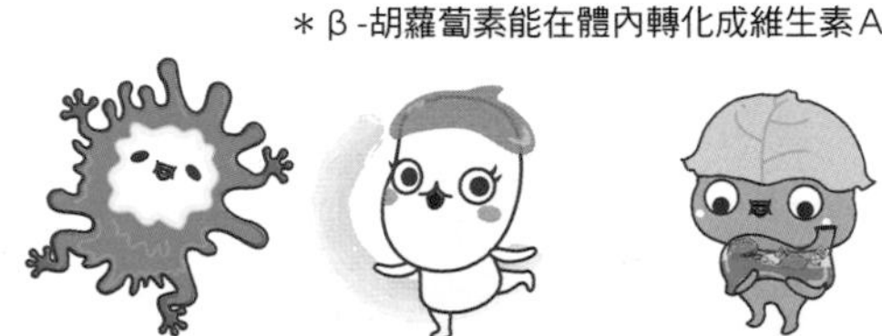

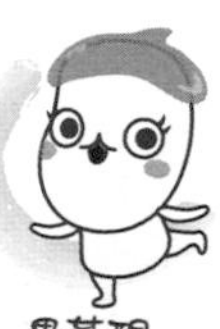

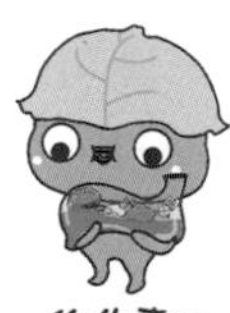

黏液素　異黃酮　維生素U

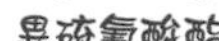

異硫氰酸酯

二烯丙基硫醚

槲皮素

半乳聚糖

茄黃酮苷

β-葡聚糖

γ-胺基丁酸

大蒜素

薑辣素

芝麻素

大家對蔬菜和營養素的事情，
應該已經有所認識了吧，汪。
那麼就讓我們一起去探險囉，汪。

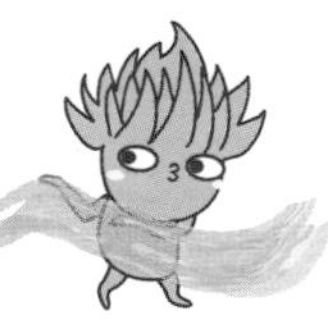

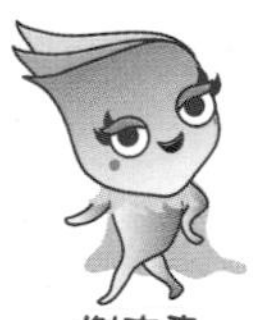

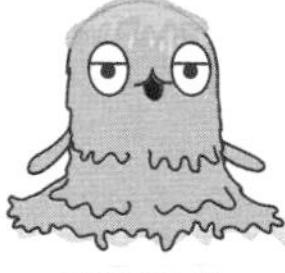

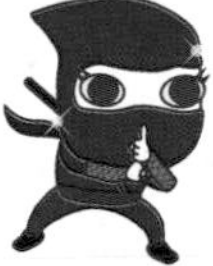

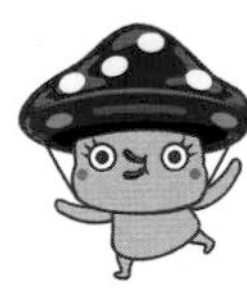

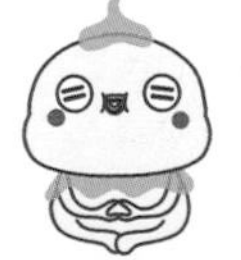

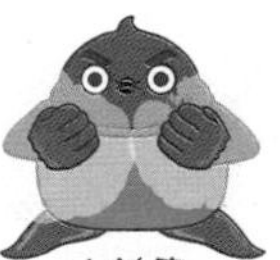

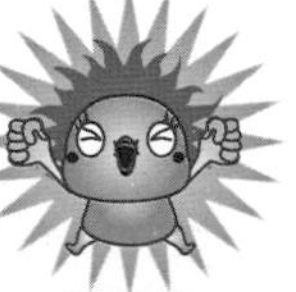

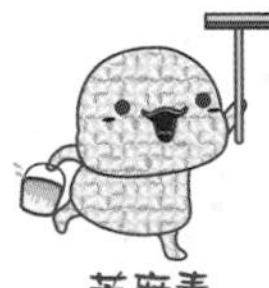

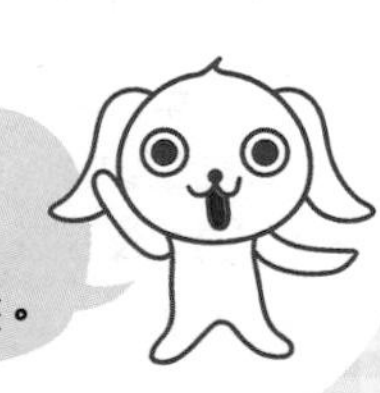

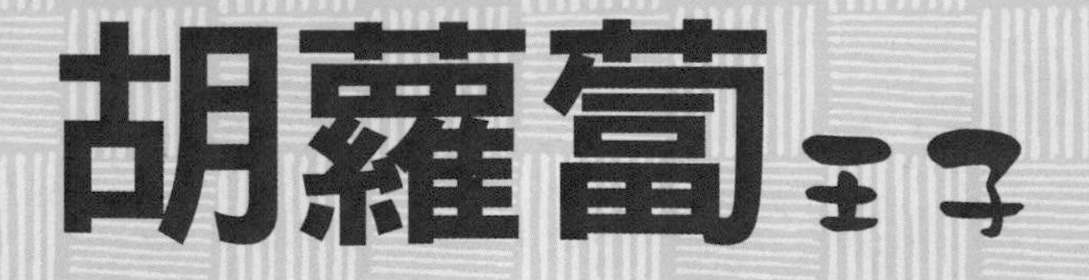

胡蘿蔔王子

▶▶ 出生在亞洲西部地區的我，有兩個種類。一種是在江戶時代首次經過中國傳進日本的東洋品種，另一種則是從歐洲傳進日本的西洋品種。

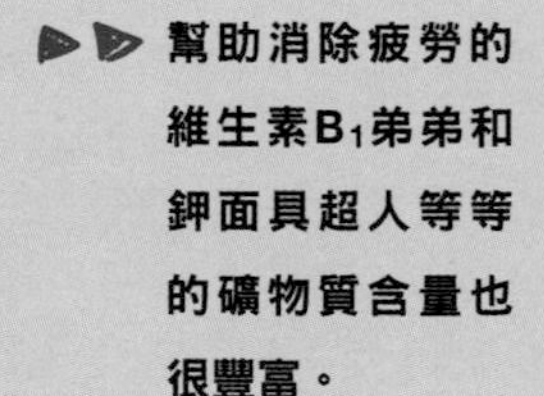

▶▶ 幫助消除疲勞的維生素B_1弟弟和鉀面具超人等等的礦物質含量也很豐富。

▶▶ 我所含有的β-胡蘿蔔素妹妹，具有抗氧化作用，可以抑制疾病和老化。而且，可以轉換成維生素A，對眼睛的健康也很有益處。

- 「胡蘿蔔素」的稱呼來自於胡蘿蔔的英文名字。
- 蘿蔔皮部分有特別多的營養素，最好不削皮就直接烹煮。
- 東洋品種之一的「金時胡蘿蔔」名稱，來自於幼年曾有金太郎之名的坂田金時。

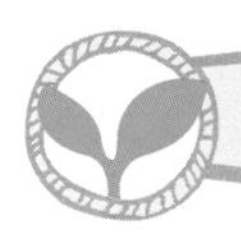

我是什麼樣的蔬菜呢？

以鮮豔的橘紅色而聞名的我，故鄉是在亞洲西部地區。其中一種是從江戶時代從中國傳進日本的，叫做東洋品種，還有另一種是從歐洲傳進日本的西洋品種。經常在店裡面看到的我，就是這種西洋品種喔！

以前的我有很強烈的香味，常常被小朋友討厭，但是後來經過品種改良之後，香味變淡很多，現在倒是很受小朋友歡迎呢！

我身上的橘紅色，來自於β-胡蘿蔔素妹妹。β-胡蘿蔔素妹妹具有抗氧化作用，可以預防生病和防止老化。另外，還可以在人的身體裡面轉換成維生素A，對眼睛的健康也很有益處。除此之外，幫助消除疲勞的維生素B_1弟弟和鉀面具超人之類的礦物質含量也很豐富。營養這樣豐富的我，完全就是蔬菜裡的王子殿下啊！

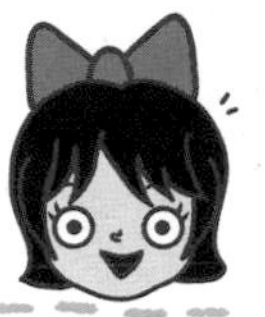

想要更了解！營養素

β-胡蘿蔔素妹妹

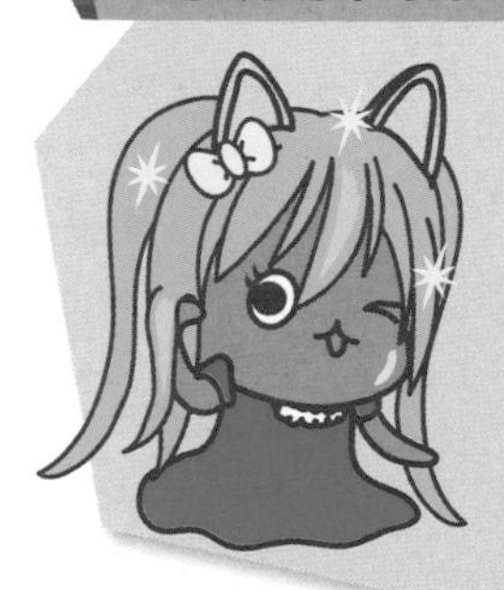

身為β-胡蘿蔔素的我，不只是擁有抗氧化作用，還會在身體裡面轉換成剛剛好夠身體需要的維生素A。維生素A具有守護眼睛的健康、讓皮膚和頭髮更漂亮的作用。而且也可以讓黏膜保持健康，甚至還能防止感冒呢！

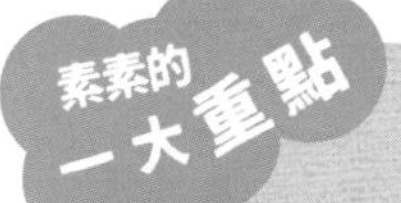

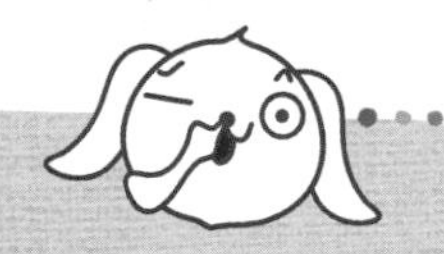

胡蘿蔔素的種類

胡蘿蔔素除了β-胡蘿蔔素之外，還有紅色素的α-胡蘿蔔素和γ-胡蘿蔔素這些種類，汪。每個都有抗氧化作用，會在身體裡面轉換成維生素A，汪。特別是α-胡蘿蔔素的抗氧化作用，比β-胡蘿蔔素還要強上10倍，汪！

主要的營養素

β-胡蘿蔔素妹妹

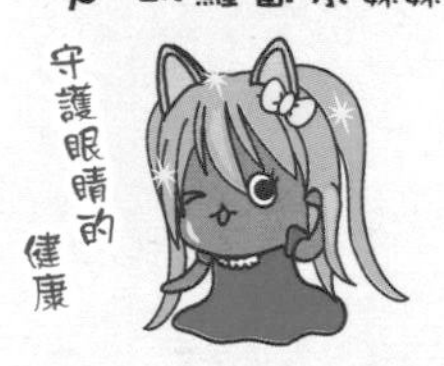

維生素B_1弟弟

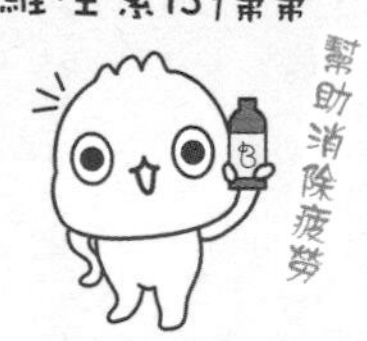

鉀面具超人

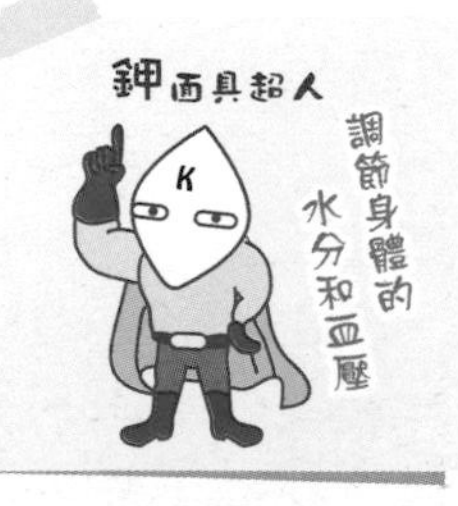

青椒弟弟

我是一種出身自中南美洲、個性爽朗的辣椒唷！

用維生素C來預防感冒！

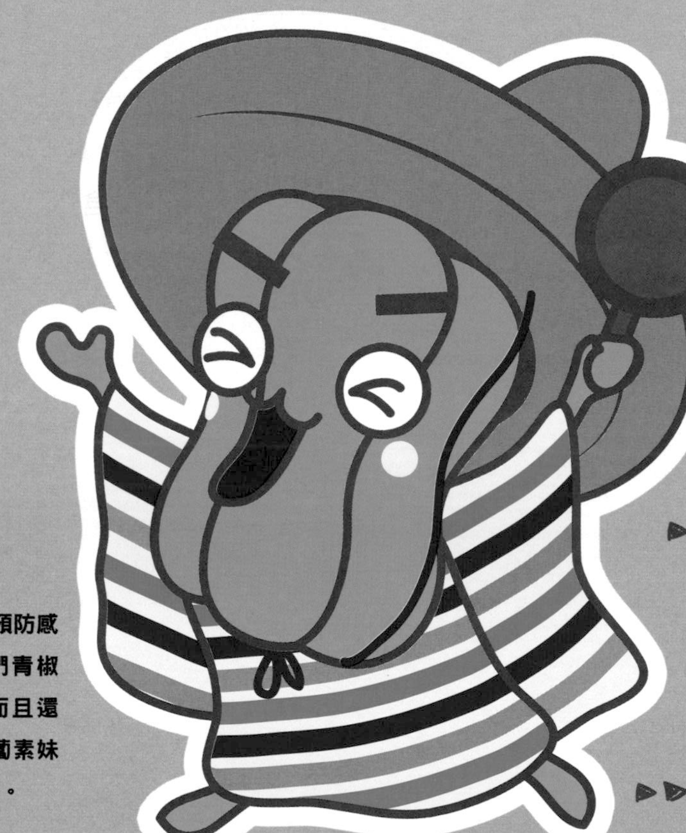

▶▶ 我出生於中南美洲的熱帶地區喔！

▶▶ 維生素C妹妹具有預防感冒的效果，在我們青椒裡面含量豐富！而且還有很多的β-胡蘿蔔素妹妹和維生素B6弟弟。

▶▶ 我們青椒的味道成分吡哄，具有讓血液順暢的效果喔！

- 人們從辣椒屬裡面挑選不辣的品種栽種，培育出了青椒。
- 青椒這個稱呼，源自於法語和西班牙語裡有著「青綠色辣椒」之意的字詞。
- 六角形蒂頭的青椒，比五角形蒂頭的青椒還要更清甜。

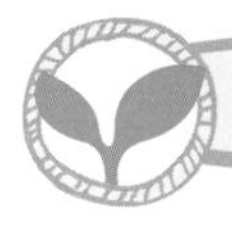

我是什麼樣的蔬菜呢？

我出生於中南美洲的熱帶地區，是一種吃起來不會辣的辣椒。為了要在大熱天裡，藉由外皮和空氣來保護種籽，才會在內部形成一個空洞。

在日本會對我抱有外觀是綠色的印象，但其實我稍微成熟以後會變成黃色，再繼續成熟下去的話，就會變成紅色喔！當我還是綠色的時候，含有一種被稱為葉綠素的色素，能夠降低膽固醇。當我變成紅色，就會產生一種帶有比較強的抗氧化作用的色素「辣椒素」。

我們青椒有著很豐富的維生素C妹妹。維生素C妹妹夠給予身體免疫力，也具有預防感冒的效果。除了β-胡蘿蔔素妹妹和維生素B_6弟弟之外，也還含有很多其他的維生素喔！

吃不慣我們青椒所含有的青菜味？可是，會產生這味道的吡哄，能夠促進血液順暢呢！

想要更了解！營養素

維生素C妹妹

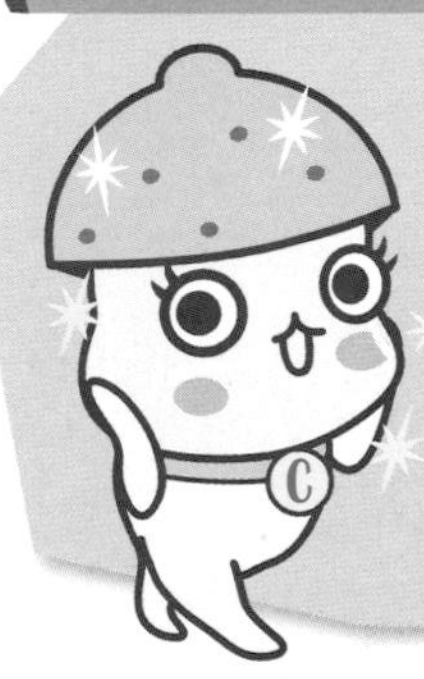

身為維生素C的我，可以把會讓身體生鏽的活性氧類消除掉，讓身體從內而外地保持年輕。可以防止皮膚長出斑點或皺紋，是一個具有美肌效果的營養素呢！不只如此，還擁有提升身體的免疫力、保護身體遠離病毒的作用唷！

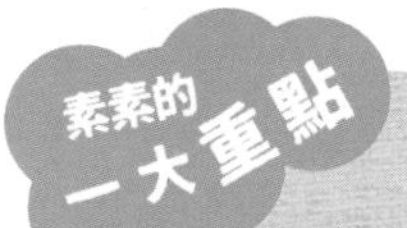

各種顏色的青椒

除了綠色青椒成熟以後轉變而成的黃色、紅色青椒以外，還有白色和黑色、紫色等，各種顏色的品種，汪。其中，外型較大且果肉較厚的品種，被稱為「甜椒」，汪。如果你不喜歡青椒苦苦的味道的話，希望你可以試著吃吃看苦味較少的甜椒，汪。

主要的營養素

維生素C妹妹

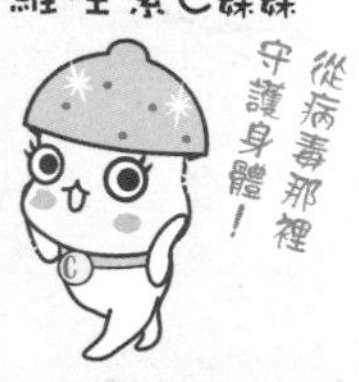

β-胡蘿蔔素妹妹

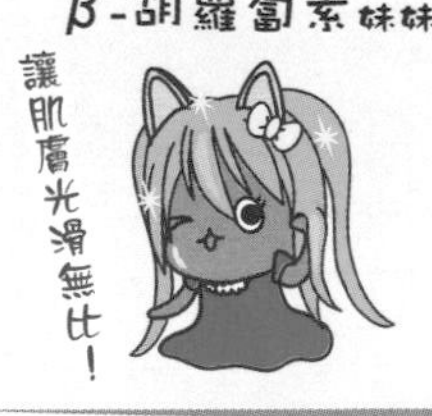

維生素B_6弟弟

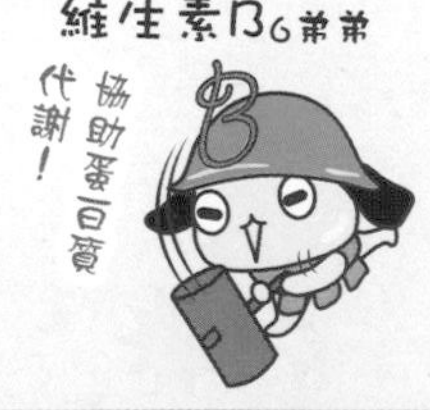

南瓜妹妹

漂亮肌膚的好夥伴！

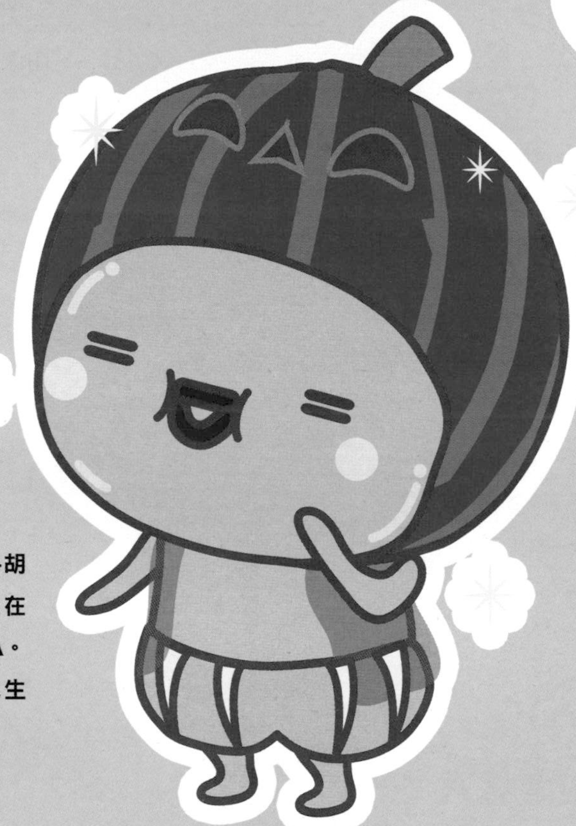

▶▶ 我原本出生於中南美洲地區。被人裝進從柬埔寨來的船隻，然後就被載到了日本。因為是南方傳來的，所以就被稱為「南瓜」。

▶▶ 我含有很豐富的β-胡蘿蔔素妹妹，可以在體內轉換成維生素A。能夠防止身體氧化生鏽。

▶▶ 我含有很多會讓皮膚變漂亮的維生素E姐姐和維生素C妹妹。再加上β-胡蘿蔔素妹妹的維生素A，維生素A、C、E含量豐富喔！

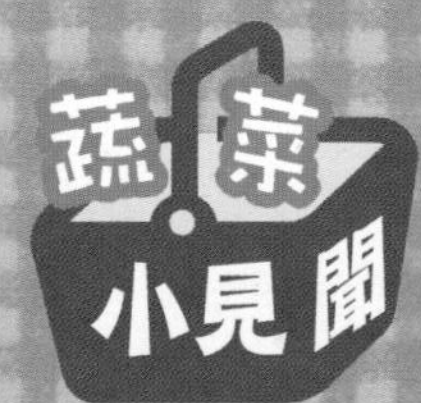

- 日文的漢字也是寫成「南瓜」，不過有時候發音會變成「南京（NANKIN）」。
- 用來做成萬聖節南瓜燈的南瓜，是觀賞用的品種，吃起來並不好吃。
- 南瓜裡面的南瓜籽，只要剝掉外層的硬皮，用平底鍋炒一下就可以吃了。

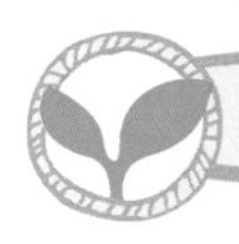

我是什麼樣的蔬菜呢？

我出生於中南美洲地區。在16世紀的時候，被裝進從柬埔寨開來的船隻裡面，就這樣在日本首次登場。所以，大家就稱呼我是「南瓜」。

我吃起來就跟點心一樣甜。不過我不只是好吃而已喔。其實，我在蔬菜裡面，也算是營養價值很高的優等生。特別是還富含很多對皮膚很好的營養素。

我身上漂亮的橘色是來自於，能夠轉換成維生素A的β-胡蘿蔔素妹妹，以及葉黃素色素的顏色。β-胡蘿蔔素妹妹和葉黃素都擁有抗氧化作用。能夠防止老化的維生素C妹妹、皮膚好夥伴的維生素E姊姊含量也都很豐富。維生素A、C、E美肌三人組也都全員到齊了！

因為營養價值很高，所以有
「冬至吃南瓜就不會生病」的說法喔！

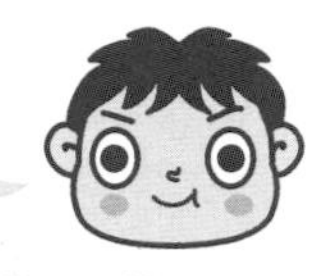

想要更了解！營養素

維生素E姊姊

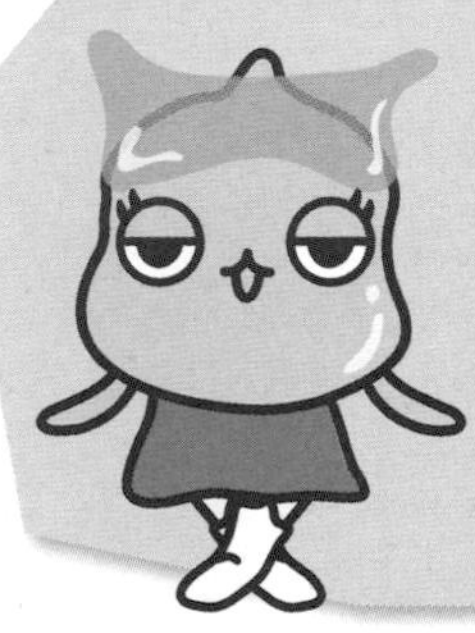

我是維生素E，可以幫助血液順暢喔。在我的大力幫助之下，身體才能變得暖活起來，改善手腳冰冷或肩頸僵硬的狀態。而且，我還能夠解決皮膚的煩惱，像是斑點或皺紋等等。如果想要有光滑細嫩的皮膚，就絕對不能少了我！

素素的
一大重點

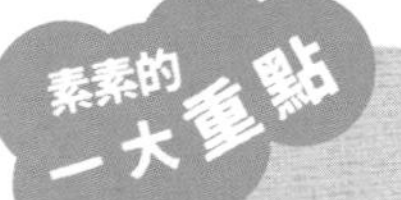

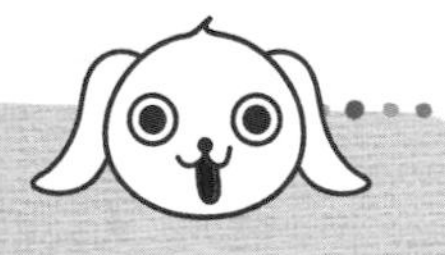

維生素ACE指的是？

大家有聽過維生素ACE嗎？維生素A、維生素C和維生素E合起來，就叫做維生素ACE，汪。這三個營養素都擁有抗氧化作用，可以讓皮膚變漂亮和維持年輕，還可以預防癌症，汪。南瓜一種蔬菜就擁有了這三種營養素呢，汪。

主要的營養素

β-胡蘿蔔素妹妹

讓肌膚光滑無比！

維生素C妹妹

能夠預防老化！

維生素E姊姊

防止斑點和皺紋的形成！

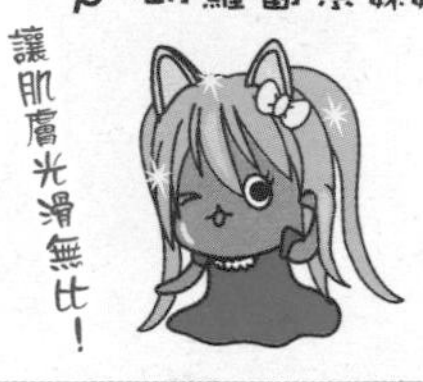

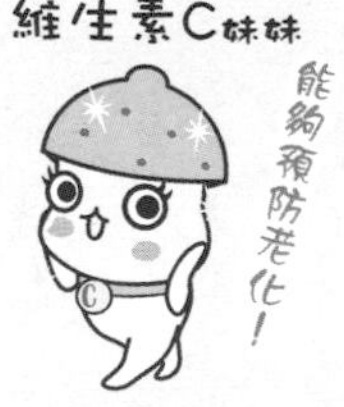

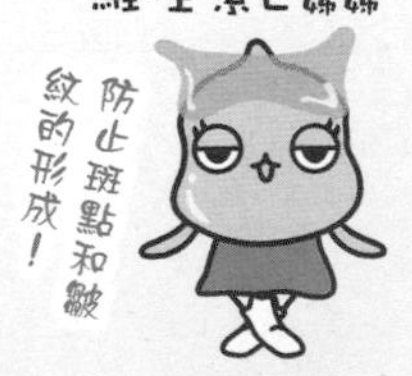

青花菜婆婆

預防癌症和老化！

凹凹凸凸的綠色頭部，是青花菜的花蕾部位喠。

▶▶ 我含有很多的具抗氧化作用的維生素C妹妹，含量是高麗菜醫生的3倍之多喔！

▶▶ 我是在16世紀的時候，人們將高麗菜改良之後才誕生出來的喔。在日本這個國家裡面，大約是在昭和時代快結束的時候，才開始變得受歡迎起來。

▶▶ 含有很多製造血液所必須的鐵哥哥和葉酸弟弟，在預防貧血上面也有很大的效果。

- 要是放著不採收的話，就會像高麗菜和油菜花一樣，綻放出黃色的花朵。
- 在寒冷的風中會變成紫色，但只要用熱水煮過，就又會變回綠色。
- 青花菜的英文「Broccoli」源自於意為「小小的芽（Brocco）」的義大利語。
- 人們將青花菜改良以後，又培育出了花椰菜。

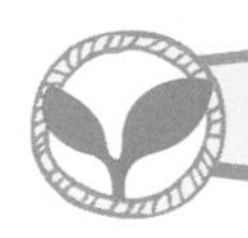

我是什麼樣的蔬菜呢？

我是一種在16世紀於地中海附近，將高麗菜改良之後才誕生出來的蔬菜。在明治時代剛開始的時候來到了日本，但是那個時候還沒有很受歡迎。

但是，在昭和時代快要結束的時候，我開始得到了很多人的喜愛。我所含有的蘿蔔硫素（萊菔硫脘）等等的營養素，它們的抗氧化作用可以預防罹患癌症和防止老化。

我最受矚目的特徵，果不其然應該就是頭頂上，聚集了很多綠色花蕾的部分吧。花蕾下面的黃綠色莖部也有很高的營養價值喔。

我所含有的維生素C妹妹可以預防老化和維持美麗肌膚，而且含量大約是高麗菜醫生的3倍。可以有效防止貧血的鐵哥哥和葉酸弟弟的含量也很豐富。因為還含有可以幫助身體製造能量的維生素B_2弟弟，所以希望正處在成長期的小朋友可以多吃一點。

想要更了解！營養素 葉酸弟弟

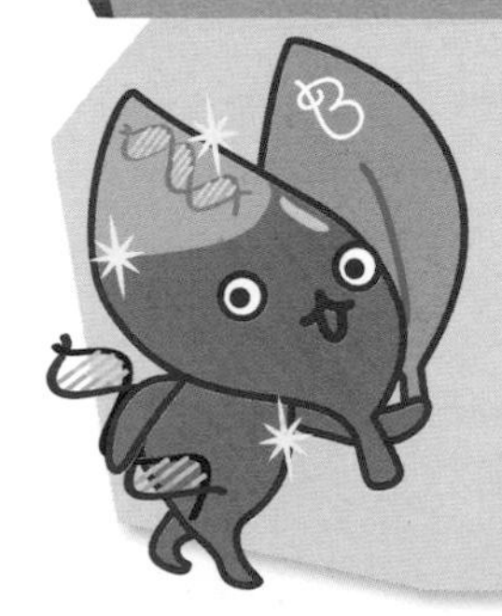

我是葉酸，要是身體缺少了我這個營養素，就會無法製造血液裡面的紅血球。我具有防止貧血狀況產生的作用。而且，當身體的細胞在製造可以傳達遺傳資訊的DNA的時候，也會需要我的幫忙。所以，懷孕的孕婦更是要多加補充我這個營養素喔。

想要更了解！營養素 維生素B_2弟弟

我是維生素B_2，可以幫助身體將脂質弟弟或是蛋白質弟弟轉換成能量。而且，還能夠幫助小朋友的身體長大成大人。我和葉酸弟弟是維生素B群的好朋友，我們總是會互相幫忙，一起協助身體製造所需能量。

主要的營養素

維生素C妹妹

能夠預防老化！

葉酸弟弟

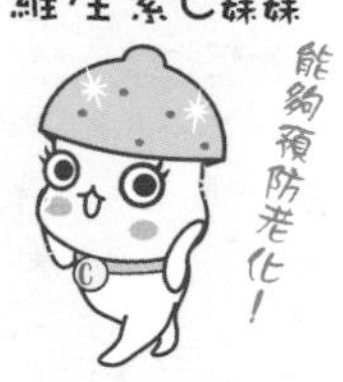

維生素B_2弟弟

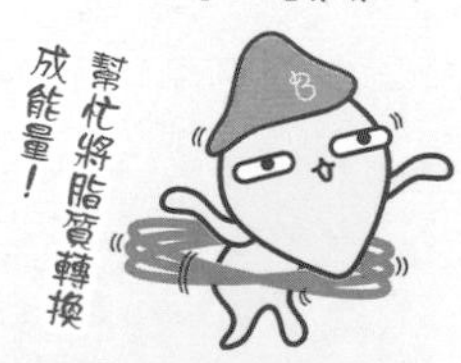

番茄大廚

我的顏色越紅，
營養成分就越會增加

具有抗氧化作用，
守護美麗肌膚！

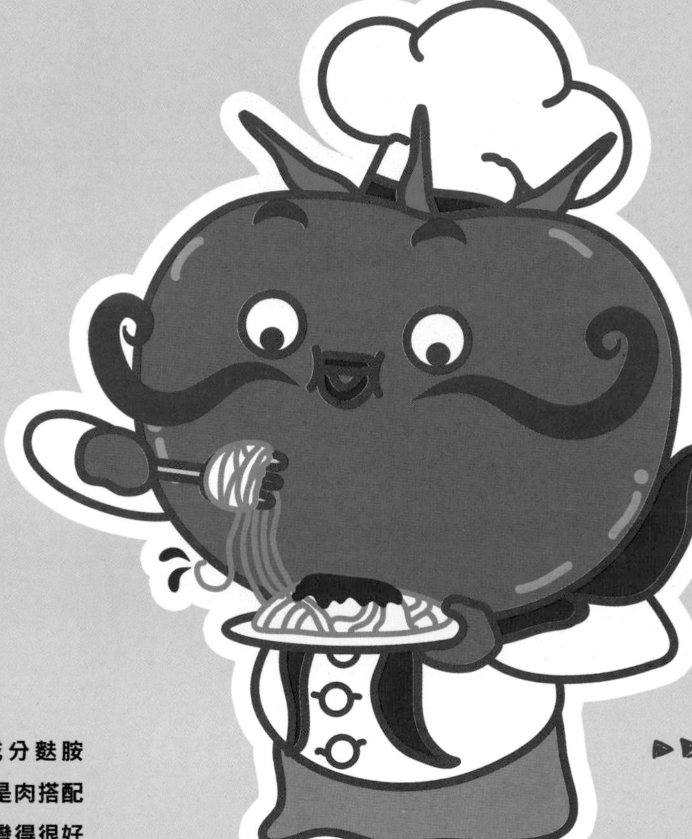

▶▶ 我出身於南美洲的安地斯山高原，以義大利料理為首，活躍在世界上的各種料理之中。

▶▶ 我含有美味成分麩胺酸，和海鮮或是肉搭配在一起，就會變得很好吃喔。

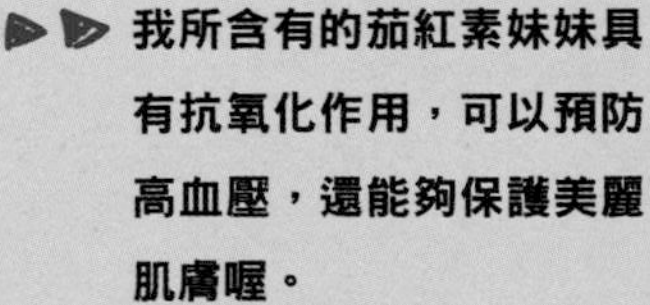

▶▶ 我所含有的茄紅素妹妹具有抗氧化作用，可以預防高血壓，還能夠保護美麗肌膚喔。

- 番茄的英文「Tomato」在墨西哥原住民的語言中，是「碩大的果實」的意思。
- 包裹住番茄籽的果凍狀部分凝結了水分，含有比果肉高上2倍的麩胺酸。
- 番茄醬的原料，是用比蔬果店賣的番茄還要紅的番茄品種來製做的。

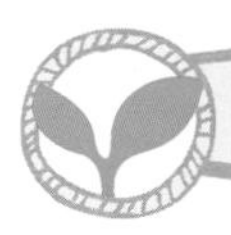

我是什麼樣的蔬菜呢？

我出生的故鄉是南美洲的安地斯山高原。16世紀的時候才從歐洲來到日本。一開始因為大家想說紅色的果實可能有毒，所以我曾經被當成了觀賞用的植物，但是到了19世紀的時候，我搖身一變成為了對世界上各種料理來說，都相當不可或缺的食材。

我很適合拿來搭配會用到較多魚類或是貝類的義大利料理。我所含有的美味成分麩胺酸，只要和海鮮或是肉類搭配在一起，就能夠讓美味程度大大提升喔！

而且我還含有茄紅素妹妹，它的抗氧化力可以預防高血壓，並且維持肌膚的美麗。越是照射到陽光，茄紅素妹妹就越會跟著增加，我的外表也就會越紅。所以顏色越紅的番茄，營養就越是豐富喔。此外，β-胡蘿蔔素妹妹、維生素C妹妹和生物素妹妹等等的維生素，還有鉀面具超人等等的礦物質的含量也都很豐富。

甚至還有「番茄紅了，病人少了，醫生的臉就綠了」這樣一句俗諺呢。

也請多多關注我！

茄紅素妹妹

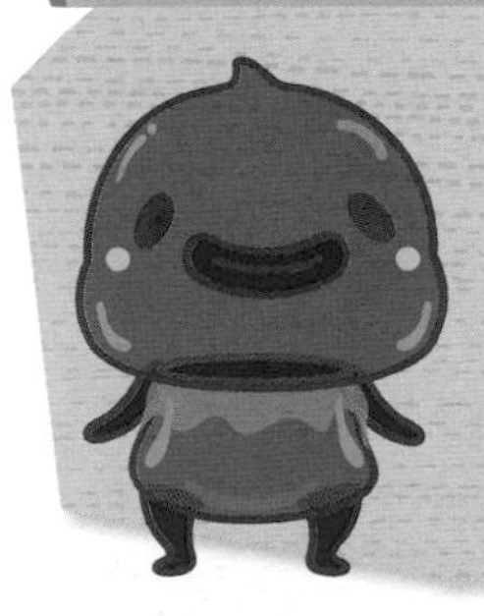

我是茄紅素，是番茄大廚紅色外表的來源。雖然我不像β-胡蘿蔔素妹妹那樣會轉換成維生素A，但我也算是胡蘿蔔素的一份子喔。我和β-胡蘿蔔素妹妹一樣都具有抗氧化作用。這個抗氧化作用可以預防高血壓，也能夠守護肌膚美麗唷！

也請多多關注我！

生物素妹妹

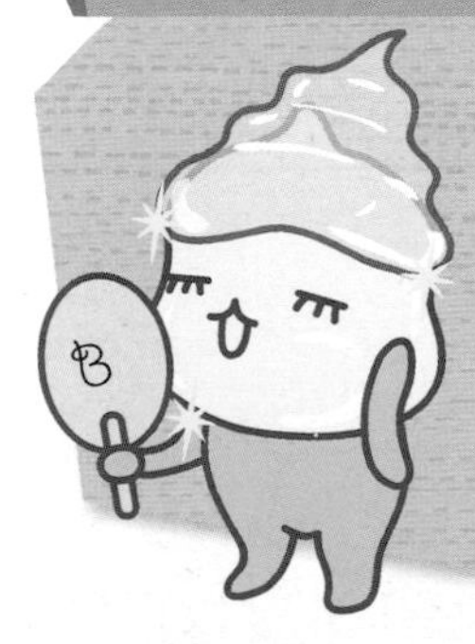

我是生物素，同時也是維生素B群的其中之一。我可以幫助維持肌膚的彈性和水嫩程度，還能夠協助製造膠原蛋白，以維持毛髮、指甲的健康。也會協助將三大營養素轉換成能量。皮膚太乾脫皮的時候，有可能就是因為缺乏了我這個營養素也說不定。

主要的營養素

β-胡蘿蔔素妹妹

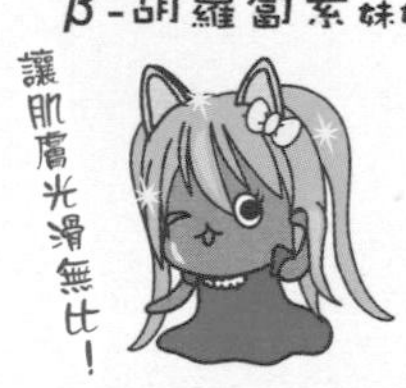

維生素C妹妹

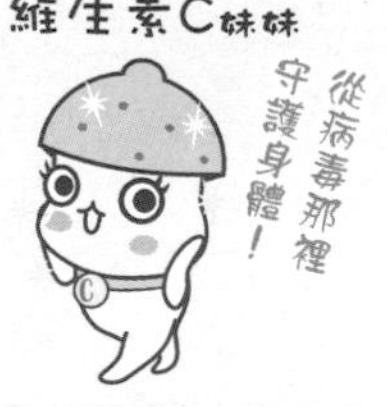

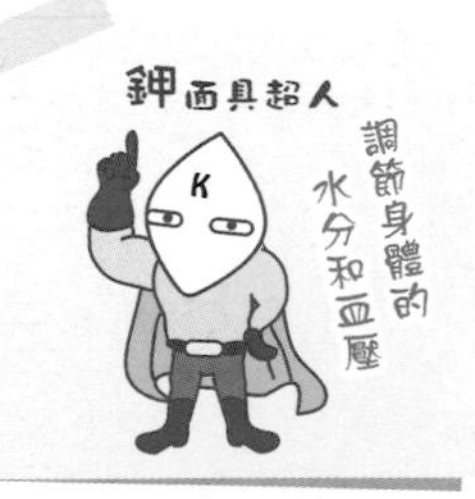

蔬菜營養素的小話題

什麼是黃綠色蔬菜？

β-胡蘿蔔素妹妹
菠菜大哥
胡蘿蔔王子
有很多蔬菜都是像我這樣
有著深綠色，或是像南瓜
那樣有著漂亮黃色喔！
祭
小松菜弟弟
麻薏大王

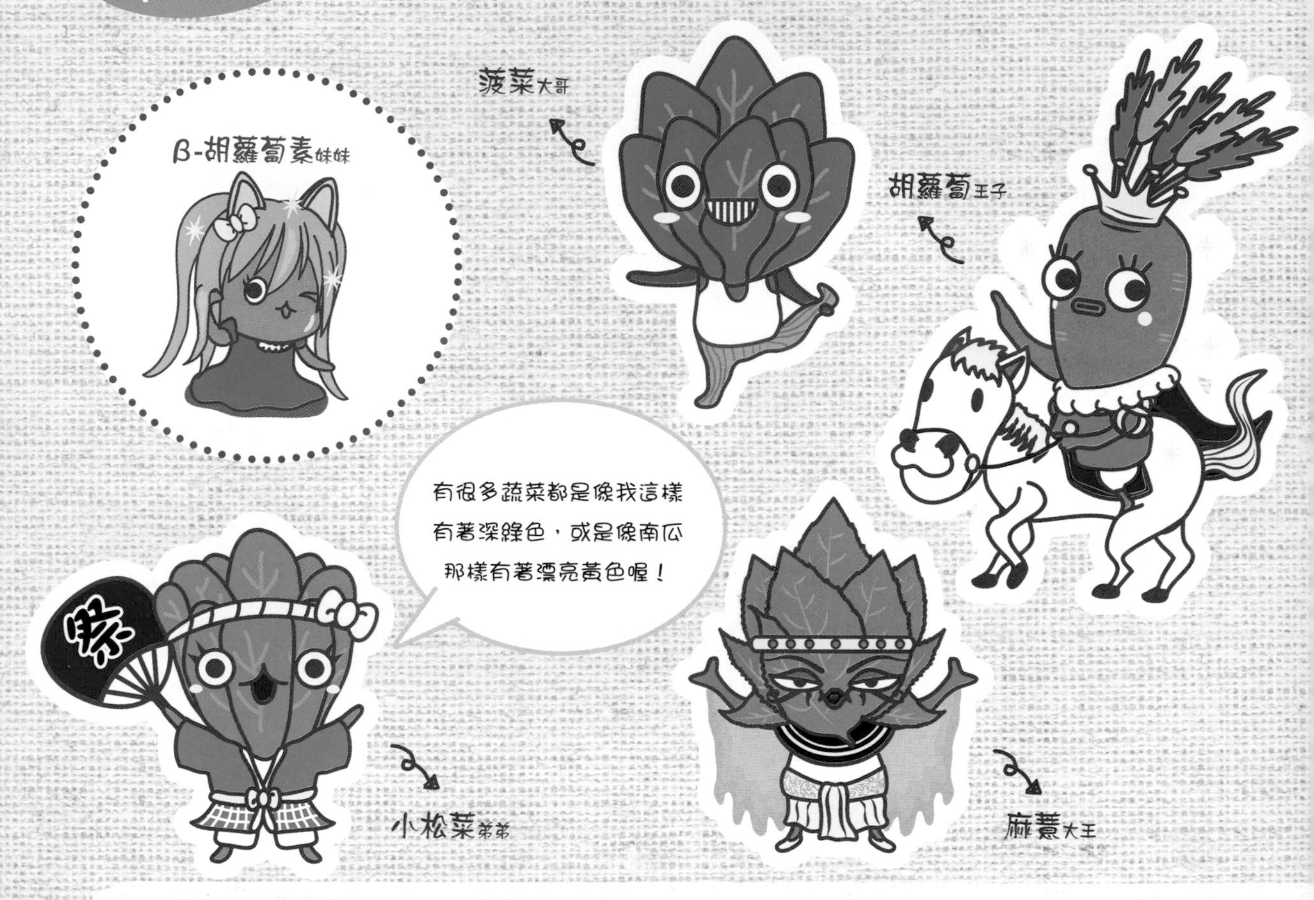

你知道所謂的「黃綠色蔬菜」是指哪些蔬菜嗎？你可能會認為「黃綠色」指的就是，看上去有很深的綠色或黃色的蔬菜，但其實這並不是用外觀顏色去做區分的。只要每100公克的蔬菜裡面，含有600毫克以上的 β-胡蘿蔔素這類的胡蘿蔔素，那麼這個蔬菜就會被稱為黃綠色蔬菜。不過，像番茄和青椒這種可以一次吃下比較多的蔬菜，即便它們100公克所含的胡蘿蔔素較少，但是因為一次吃下來還是可以讓身體攝取到很多的胡蘿蔔素，所以還是被視為是黃綠色蔬菜喔！這類蔬菜的特徵就是連蔬菜內部也都明確地有相同顏色，就像胡蘿蔔和南瓜那樣。

＊1000微克（μg）=1毫克

大姊姊我的葉子和青蔥哥哥的蔥綠部分，都是黃綠色蔬菜呢！
青花菜婆婆
南瓜妹妹
白蘿蔔大姊
青蔥哥哥
我跟青椒弟弟的β-胡蘿蔔素含量雖然少，但是因為可以一次吃掉很多，所以也算是黃綠色蔬菜喔！
番茄大廚
青椒弟弟

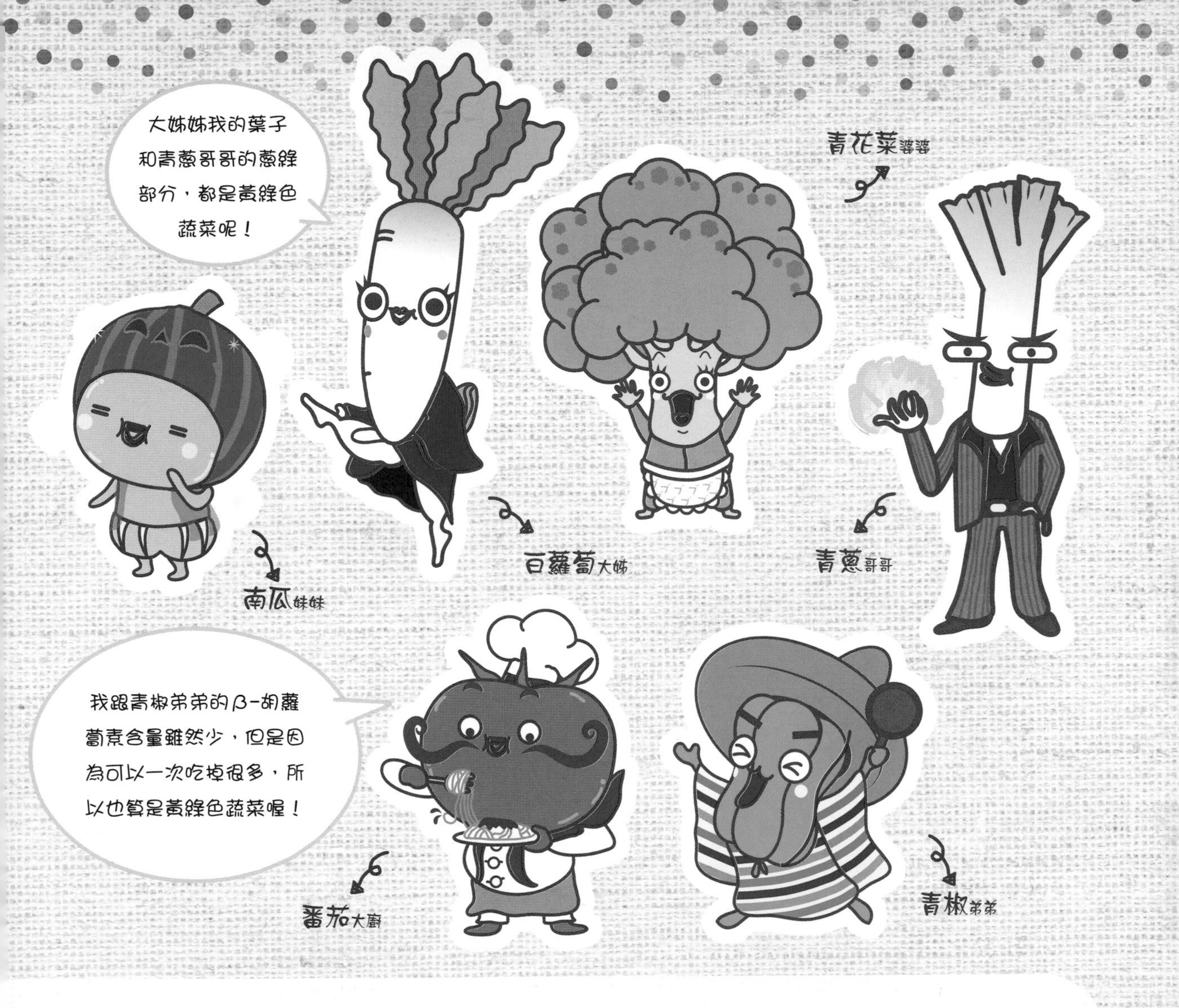

胡蘿蔔素是一種具有抗氧化作用的機能性成分，在形成蔬菜紅色或黃色外表的顏色成分中也同樣含有。甚至也還含有各式各樣的機能性成分，像是茄紅素和葉綠素等等。

高麗菜或茄子等並非黃綠色蔬菜的蔬菜，就叫做「淡色蔬菜」。淡色蔬菜富含維生素C和膳食纖維，有的還像洋蔥那樣富含可提高免疫力的營養成分。因為每種蔬菜裡面所含有的營養成分都不一樣，所以要多吃各種蔬菜喔！

小松菜弟弟

正統的江戶之子，
就是在下小松菜喔！

清淡的風味，
讓骨骼也變得強壯起來！

祭

▶▶ 我是出生於小松川（現在的東京都江戶川區）的江戶之子。

▶▶ 我擁有可以強壯骨頭的鈣弟弟，還有可以預防貧血的鐵哥哥喔。

▶▶ 除了鈣弟弟之外，我還有很多豐富的礦物質，也含有鉀面具超人和鎂先生。

- 幫「小松菜」取名的人是據說是江戶時代的五代將軍德川綱吉，但也有人說是八代將軍德川吉宗。
- 因為初春時的嫩小松菜，通常會在黃鶯開始啼叫的時節出貨，所以在日本又稱為「鶯菜」。

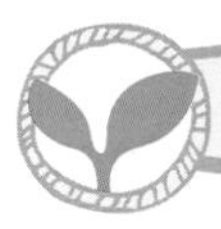

我是什麼樣的蔬菜呢？

我是道道地地的江戶男兒。因為是在江戶時代栽種於小松川（現在的東京都江戶川地區），所以才被稱作是「小松菜」。現在，我在東京地區也是日本全國生產量第２名的蔬菜喔！在關東地區，是正月過年要喝的年糕湯裡面，不可或缺的食材。我跟江戶男兒一樣，味道也清淡，非常適合關東風的清湯。

我的生長狀況跟季節沒有關係，一年四季都可以收穫，是一種很容易栽培的蔬菜。我會讓吃掉小松菜的你們，身體更加健康茁壯。我含有豐富的鈣弟弟，可以作為形成骨頭和牙齒的材料。也含有可以製造紅血球的鐵哥哥，能夠幫助我們預防貧血。我所含有的鈣弟弟含量更是比菠菜還要來得多。當然，也含有很多的β-胡蘿蔔素妹妹！這就是江戶男兒的可靠之處。

想要更了解！營養素

鈣弟弟

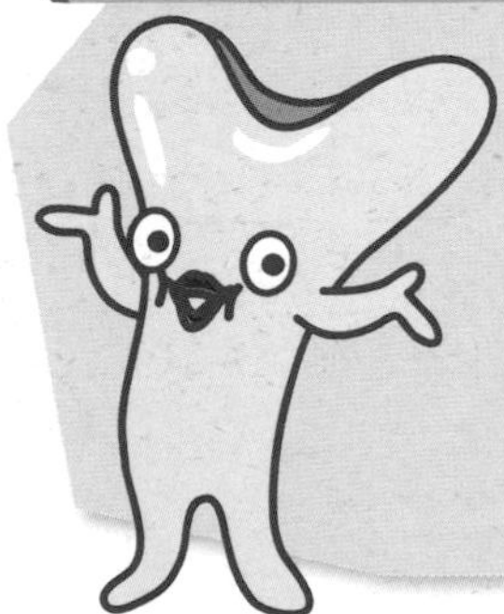

身為鈣，我最重要的工作就是幫助骨頭和牙齒的生長。然後，促進大腦的活性化、讓肌肉的活動更顯流暢。其他還有，幫助傷口處的血液凝結、強化血管壁。簡直就是在身體裡面忙得團團轉呢！

素素的一大重點

礦物質源自土壤

小松菜裡面含有各種礦物質成分，汪。礦物質雖然是讓人類和動物保持身體機能正常運作的必要營養素，但是人類和動物的身體卻沒有辦法自行製造，汪。礦物質會溶於土壤裡面，再被植物吸收。人類和動物再吃掉這些植物，將這些礦物質吸收進身體裡面。

主要的營養素

鈣弟弟

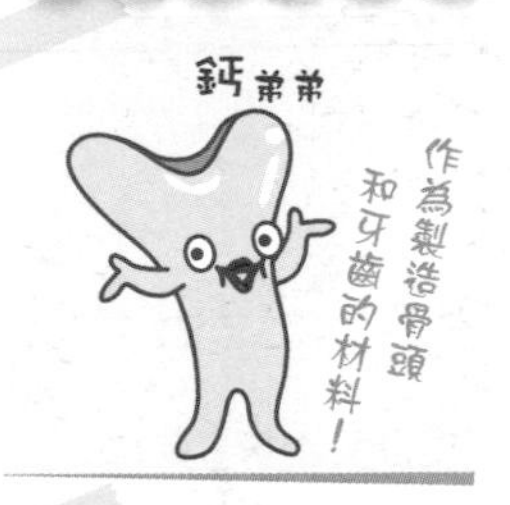

鐵哥哥

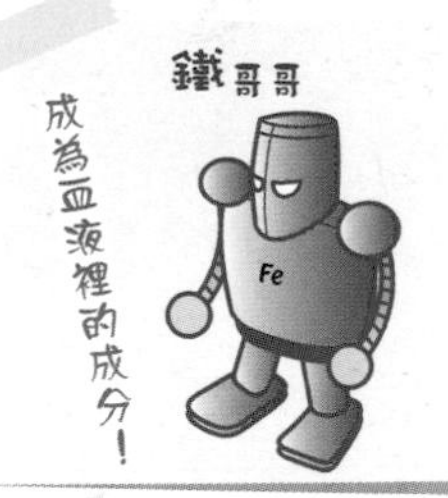

β-胡蘿蔔素妹妹

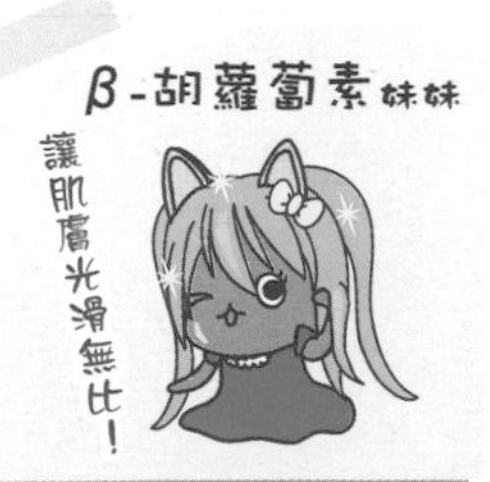

菠菜大哥

預防貧血的維生素ACE！

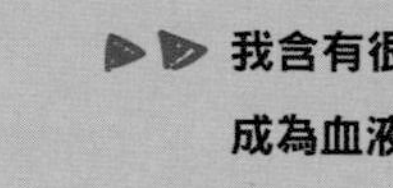

說到黃綠色植物的代表，當然就是在說本大爺我囉!?

我出身自亞洲的西南地區。16世紀的時候經由絲綢之路傳進日本的東洋品種，還有明治時代從歐洲傳進日本的西洋品種互相交配，才有了今天的我。

冬天的時候，我所含有的維生素C妹妹和醣類弟弟會增加，所以營養成分會比夏天更高喔。

我含有很豐富的鐵哥哥和葉酸弟弟，他們可以成為血液裡的一部分，確實地預防貧血。

- 因為江戶時代吃的東洋品種菠菜適應不了夏天的熱，所以菠菜曾經是只有秋天到冬天才吃得到的季節蔬菜。
- 有很豐富的膳食纖維，在歐洲被稱為是「腸胃的清道夫」。
- 靠近根部的紅色部分，含有特別多的鎂。

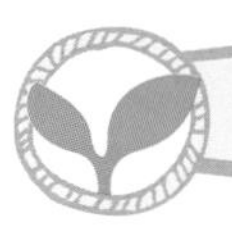

我是什麼樣的蔬菜呢？

我出身自亞洲西南地域。在16世紀經由絲綢之路傳進日本。這時候傳進日本的是東洋品種。等到了明治時代，則是從歐洲傳進了西洋品種。東洋品種比較適應不了夏天的熱，所以菠菜曾經是只有秋天到冬天才吃得到的蔬菜，但是現在一年四季都可以吃到囉！只不過，最推薦的還是冬天的菠菜。因為冬天的我會為了不讓葉子凍傷而減少水分，並且增加讓葉子不容易凍傷的維生素C妹妹和醣類弟弟。

除此之外，我還含有很多種維生素，像是可以轉換成維生素A的β-胡蘿蔔素妹妹等等。我對於預防貧血很拿手，是因為我含有很多可以形成血液的鐵哥哥和葉酸弟弟。我也含有鎂先生與鈣弟弟，還能讓骨頭更加強壯喔！

想要更了解！營養素

鐵哥哥

Fe

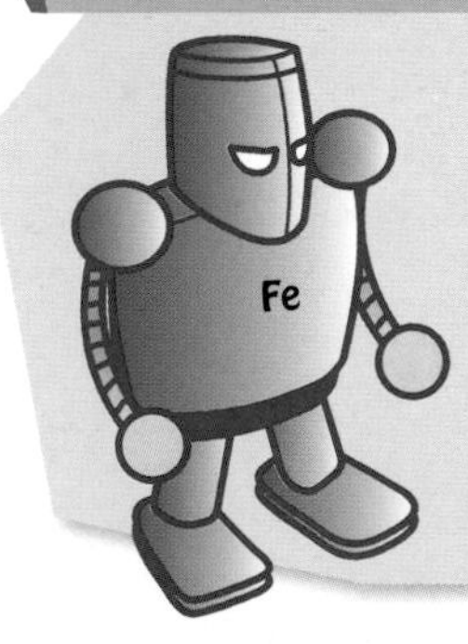

身為鐵的我是一種原料，用來合成紅血球裡面的血紅素。血紅素會在肺部接收到氧氣之後，將氧氣送到身體的各個角落。所以，只要鐵不夠，就會容易貧血。而女生更是特別容易缺乏鐵。

也請多多關注我！

鎂先生

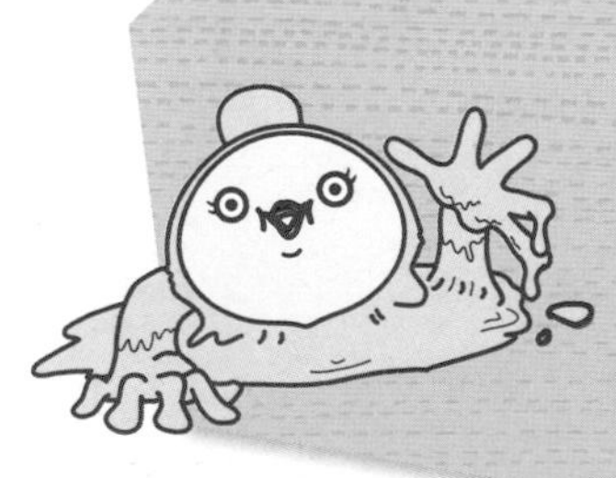

我是鎂，是形成骨頭的原料。而且，還會和鈣弟弟一起，幫助肌肉的活動更加流暢喔！一旦缺少了我，肌肉就會痙攣，或是肌肉疼痛。喜歡運動的小朋友，要多多補充我喔！

主要的營養素

維生素C妹妹

從病毒那裡保護身體！

β-胡蘿蔔素妹妹

讓肌膚光滑無比！

鐵哥哥

成為血液裡的成分！
Fe

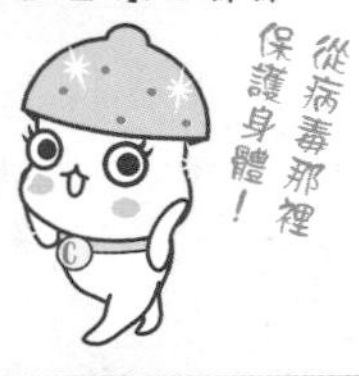

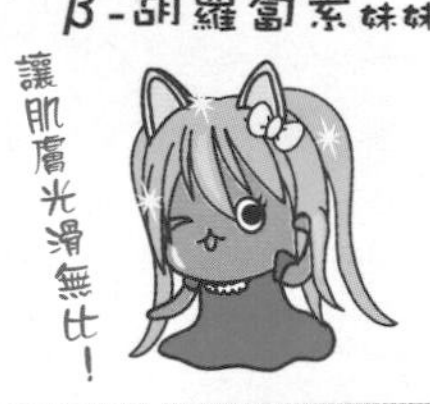

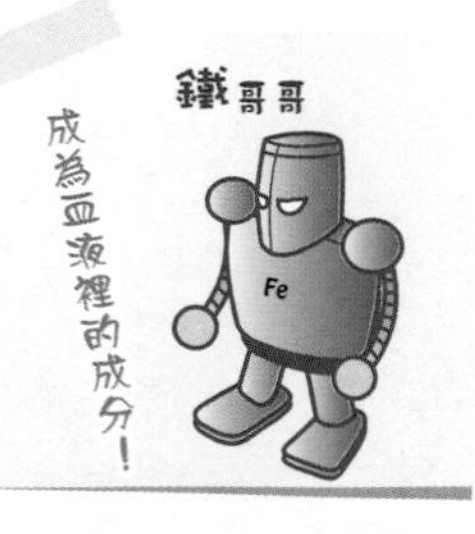

麻薏大王

多種維生素含量豐富的「蔬菜之王」！

我可是用來進獻給
埃及國王的高貴蔬菜
呢……。

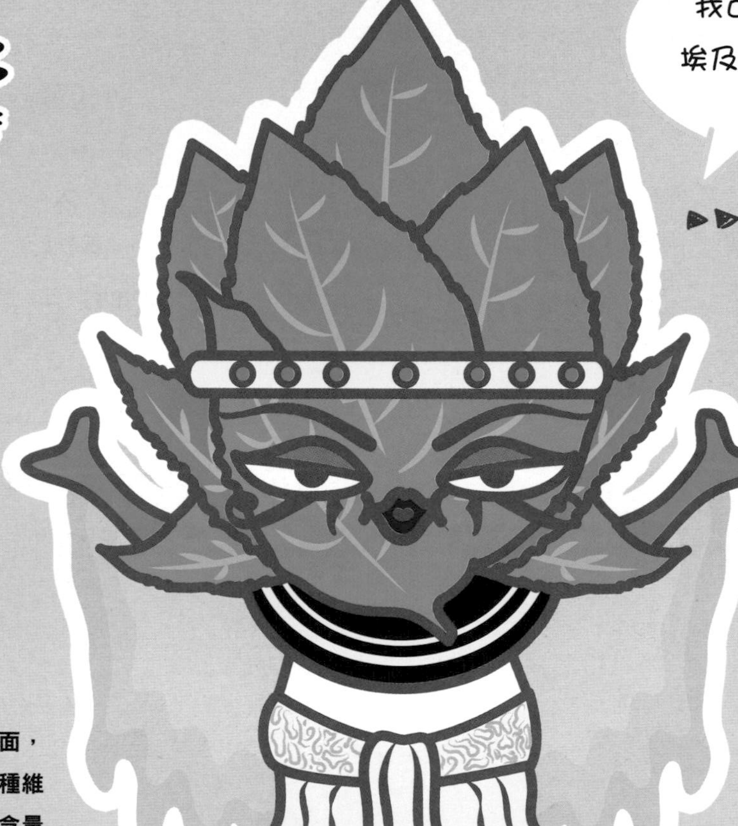

遠在埃及時代就已經存在的我，因為含有豐富的營養素，所以也被稱為是「蔬菜之王」。

會讓我吃起來有點黏呼呼的黏液素先生，可以保護大家的腸胃黏膜喔！

在各種蔬菜裡面，我所含有的多種維生素和礦物質含量是最多的。

蔬菜
小見聞

- 麻薏在阿拉伯語裡面，有著「王的蔬菜」、「只屬於王的東西」的意思喔！
- 食用的部分是嫩葉的部分。因為果實跟種籽有毒。有些家中自己栽種的麻薏，莖的部分可能也會有毒。

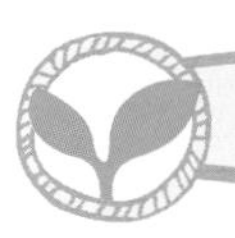

我是什麼樣的蔬菜呢？

相傳我是一種古代埃及女王克麗奧佩脫拉也曾吃過的蔬菜。我出身自非洲這類的熱帶地區，是一種遠從5000年前就已經被人們所食用的名門蔬菜。

以含有豐富營養成分為豪的我，被人們讚譽是「蔬菜之王」。我所含有的各類維生素，更是各類蔬菜裡面含量最豐富的。除了含有可以在身體裡面轉換成維生素A的β-胡蘿蔔素之外，也含有形成骨頭時不可欠缺的維生素K弟弟。此外，就連可以形成骨頭和牙齒的鈣弟弟含量，也都比小松菜還要來得多。除了鈣弟弟以外，錳男孩加上鐵哥哥等等的礦物質含量也都很充實。而且，我也含有對腸胃很好、帶有黏滑感的黏液素先生。可以說是一種最厲害的蔬菜！

我在日本被栽種的狀況，大概是到了昭和時代結束的時候，才開始比較盛行。營養價值很高卻沒有什麼特殊味道的我，成功擄獲了日本人的心呢！

也請多多關注我！ 錳男孩

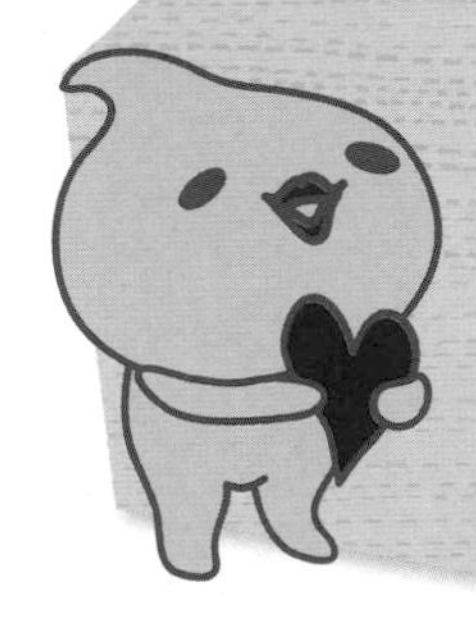

我叫做錳，在三大營養素要轉換成能量的時候，還有要形成骨頭的時候，我都會發揮作用。所以說，我是一種大家在成長期的時候，不可欠缺的營養素。因為魚跟肉裡面沒有我，因此，大家要多吃麻薏大王或是大豆大臣，多補充我這個營養素。

也請多多關注我！ 黏液素先生

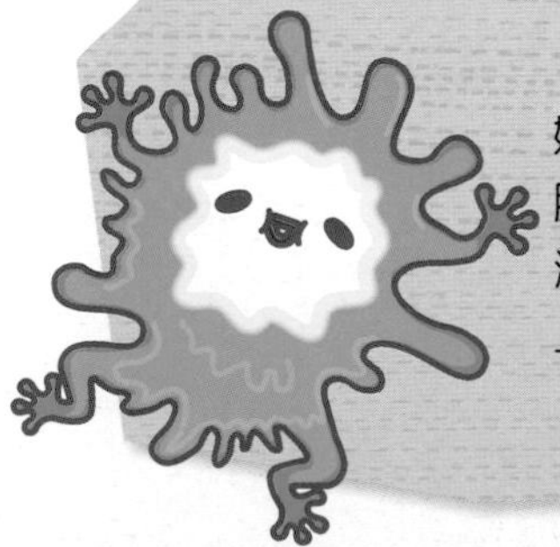

我是黏液素，是一種存在於麻薏大王和芋頭妹妹之中的黏滑成分。保護大家身體裡的黏膜，就是我的效用。保護胃裡的黏膜，防止胃潰瘍或是胃炎；保護鼻子和嘴巴裡的黏膜，防止病毒侵入身體裡面。

主要的營養素

β-胡蘿蔔素妹妹

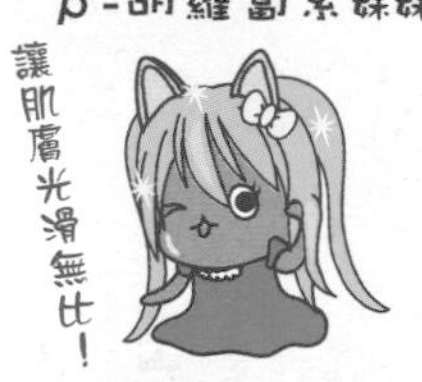

維生素K弟弟

鈣弟弟

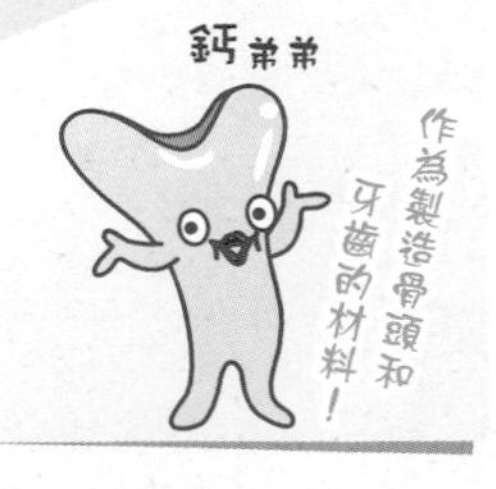

大豆大臣

吾自古以來，
就被認為具有驅魔
的力量呢。
構建身體的「植物肉」！

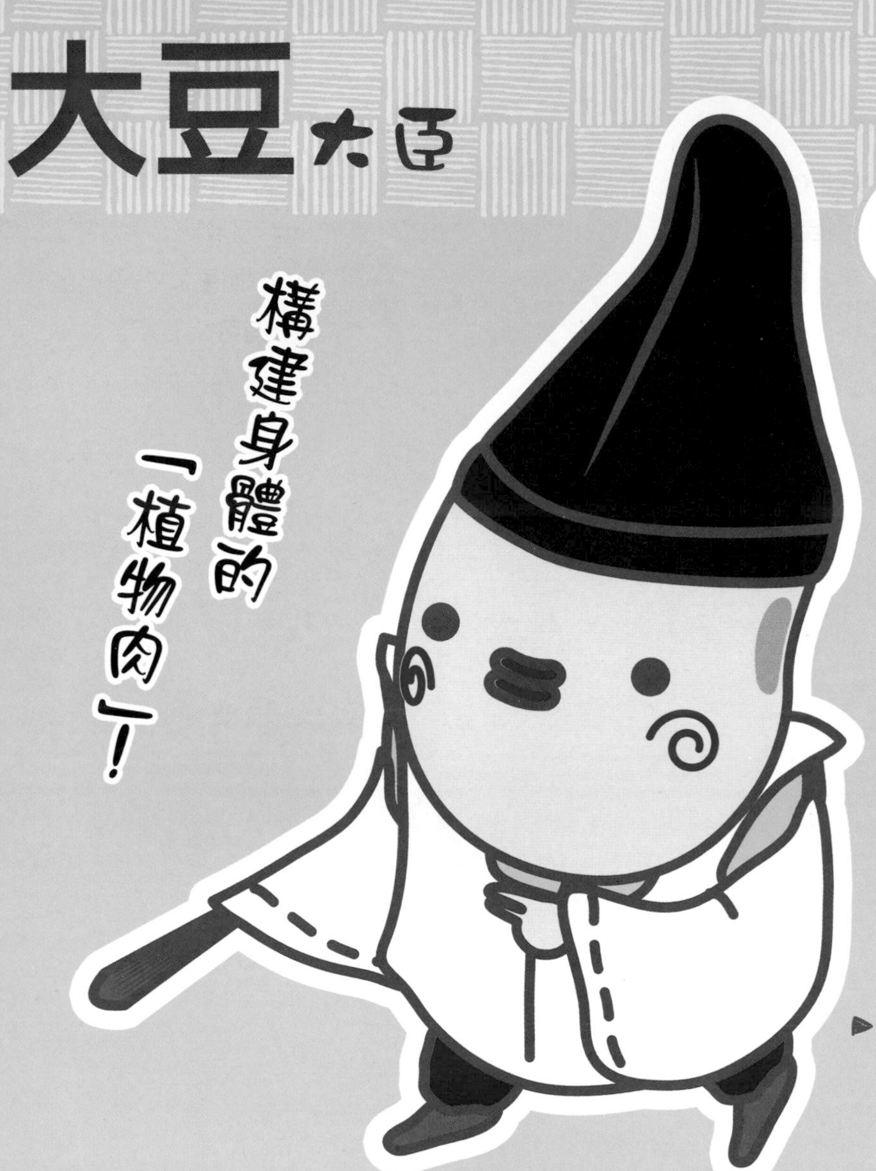

▶▶ 我出身自中國，作為豆腐、味噌和醬油等製品原料，相當活躍。

▶▶ 由於我含有很多的蛋白質，所以也被稱為是「植物肉」。

▶▶ 我所含有的異黃酮妹妹，具有類似女性荷爾蒙的作用，可以預防皮膚粗糙或老化。

蔬菜小見聞

- 大豆也可以作為沙拉油、美乃滋和乳瑪琳等食用油製品的原料。
- 美洲北部地區栽種大豆是為了要榨油。現在，美國所生產的大豆產量是世界第一。

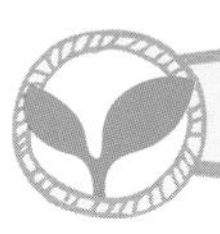

我是什麼樣的蔬菜呢？

我的故鄉是中國，也是從中國傳往世界各地的。在日本，會被用來加工製作成豆腐和納豆、作為味噌和醬油的原料，有各式各樣的食用方式。直接做成水煮黃豆也很好吃。對了、對了，夏天的時候吃起來最好吃的毛豆，就是我小時候的模樣喔。

我所含有的蛋白質弟弟含量，其實比牛肉或豬肉還要多。因此我也被稱作是「植物肉」。

而所含有的不溶性膳食纖維小姐，可以維持腸道的乾淨。我也含有很多的異黃酮妹妹、維生素 B_1 弟弟和鈣弟弟。只不過，如果因為營養豐富就一口氣吃下太多的話，有可能會手腳冰冷或拉肚子。請多多留意。

含有比肉還要多的
蛋白質呢！

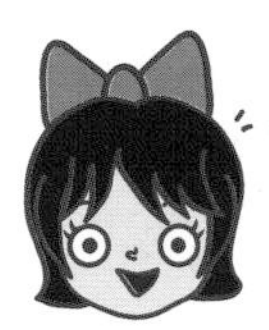

想要更了解！營養素

蛋白質弟弟

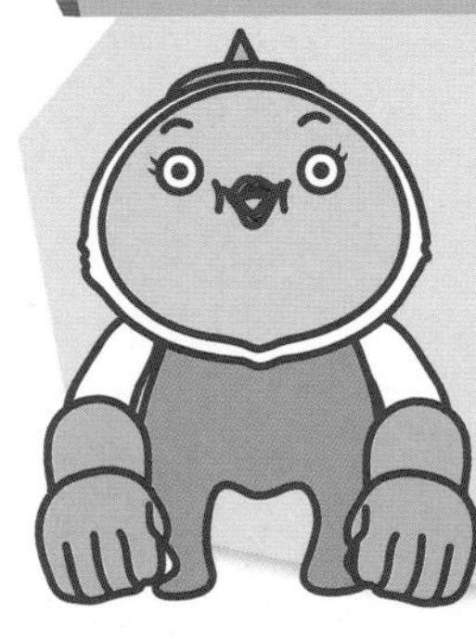

我就是蛋白質。是形成你們身體的營養素喔。像是肌肉、內臟、血液，還有指甲和頭髮，都必須要有我才行。此外，我還具有提升免疫力的作用呢。特別是大豆大臣所含有的我，更是有著身體無法合成的必需胺基酸呢！

也請多多關注我！

異黃酮妹妹

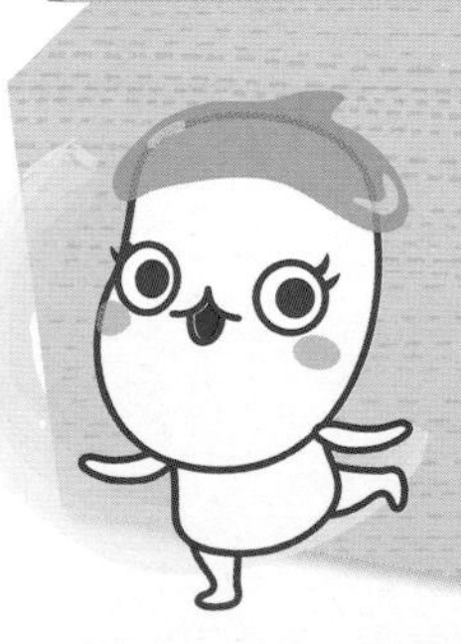

我是異黃酮，具有類似女性荷爾蒙的作用喔。可以緩和女性更年期的不適。也可以改善皮膚粗糙或是手腳冰冷。然後，我也還有能夠防止骨質疏鬆症的作用。是煩惱中的女性的好朋友呢！

主要的營養素

蛋白質弟弟

作為形成身體的材料！

不溶性膳食纖維小姐

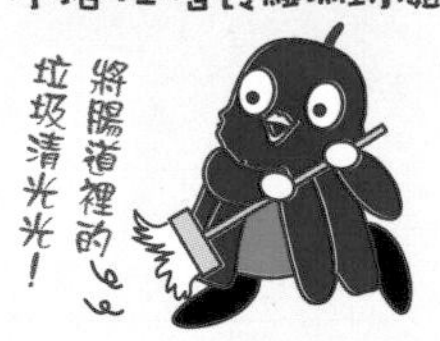

維生素 B_1 弟弟

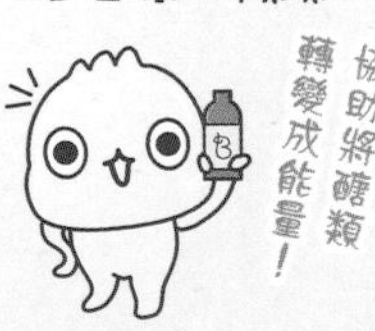

豌豆仁小子

促進大腦活化，幫助集中注意力！

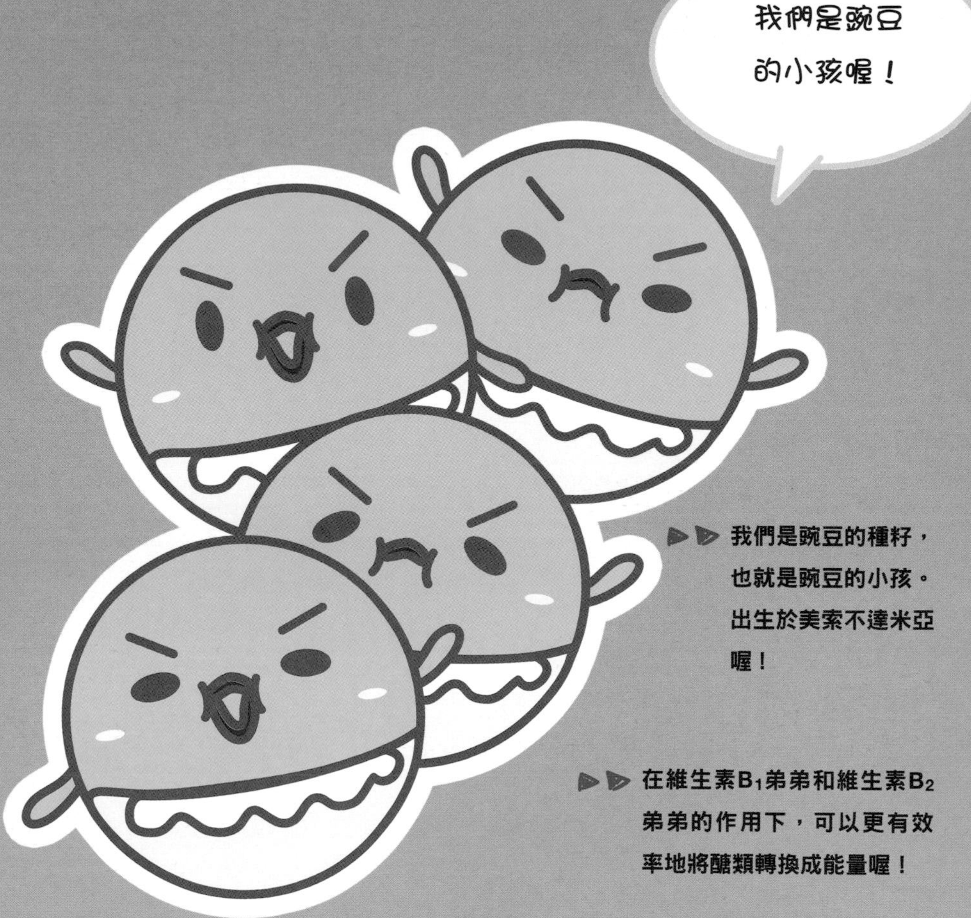

我們所含有的蛋白質弟弟，有著身體無法自己合成的必需胺基酸。它可以促進大腦的活性化，提高專注力喔！

我們是豌豆的種籽，也就是豌豆的小孩。出生於美索不達米亞喔！

在維生素B_1弟弟和維生素B_2弟弟的作用下，可以更有效率地將醣類轉換成能量喔！

- 17世紀的時候，在法國宮廷中的貴族女性之間相當流行吃豌豆仁。
- 水煮豌豆仁的時候，連同豌豆莢一起下去煮，就能煮出有豆香的豌豆仁。

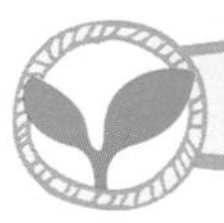

我是什麼樣的蔬菜呢？

出生於美索不達米亞的我們，是長大成熟後的豌豆種籽。我們是從豌豆裡面取出來的種籽，也就是說，我們就是豌豆的小孩！「嫩莢豌豆」則是可以連同豆莢一起吃下更年幼一點的我們。

就算是大人，也還是有人不喜歡我們，但是我們所含有的蛋白質弟弟裡面，有著身體無法自己合成的必需胺基酸。它可以促進大腦的活性化、提升注意力的專注程度，還能夠幫助消除疲勞。而且，維生素B_1弟弟和維生素B_2弟弟，可以幫忙將醣類和脂質轉換成能量，所以也可以作為瘦身餐的食材。

對了對了，我們還含有其他蔬菜不太能夠攝取到的礦物質，像是銅弟弟、鋅弟弟等等。我們雖然只是豌豆的小孩，但還是含有很多種豐富的營養素喔！

也請多多關注我！

銅弟弟

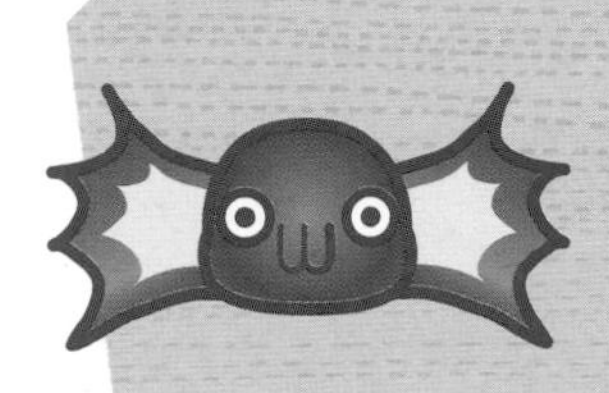

身為銅的我，最重要的職責就是和蛋白質弟弟結合在一起，幫助鐵哥哥合成紅血球的血紅素。而血紅素的工作則是將氧氣運送到身體的各個角落。所以，如果缺少我這個營養素的話，就會因為氧氣無法運送而貧血喔！

也請多多關注我！

鋅弟弟

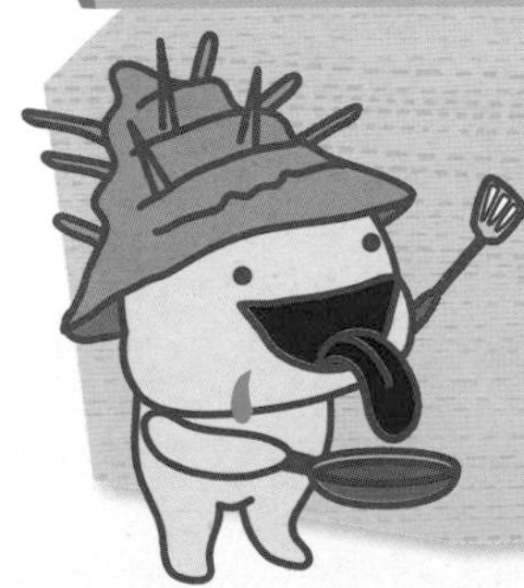

身為鋅的我，身兼各種工作喔！其中最為重要的職責，是幫助指甲和頭髮的生成。其他還有促進生長激素的分泌旺盛來幫助成長、讓味覺和嗅覺正常運作的工作。是不是很勤奮呢？

主要的營養素

蛋白質弟弟

作為形成身體的材料！

維生素B_1弟弟

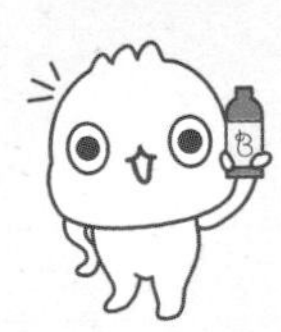

協助將醣類轉換成能量！

維生素B_2弟弟

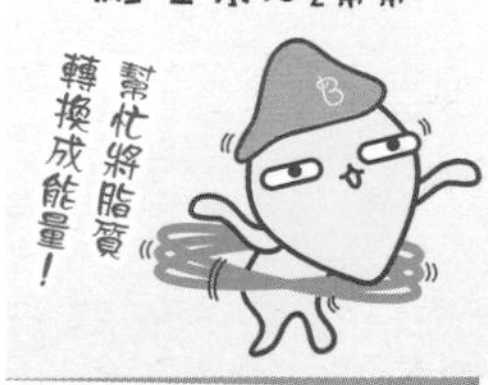

幫忙將脂質轉換成能量！

四季豆大師

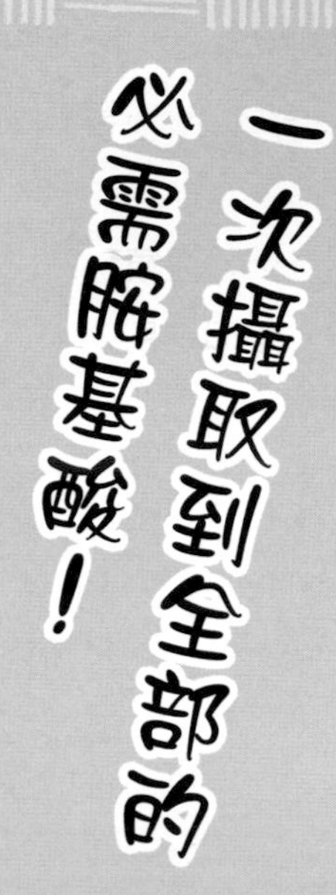

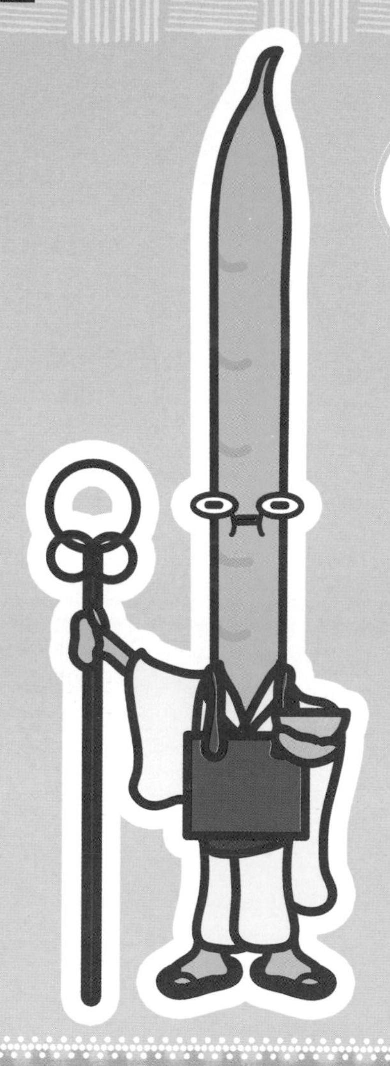

我同時擁有「豆類」跟「蔬菜」雙方的優點呢。

▶▶ 我是「菜豆」的嫩豆莢，是江戶時代一名叫做隱元禪師的和尚從中國帶到日本的。

▶▶ 我所含有的蛋白質弟弟，富含只能從食物攝取到9種胺基酸。

▶▶ 我還含有β-胡蘿蔔素妹妹，以及具有消除疲勞作用的維生素B_1之類的維生素B群。

- 人們在祕魯和墨西哥的西元前5000年遺跡裡面發現了我。
- 因為從撒下種籽到收穫所需的時間很短，一年可以收成三次，所以在日本又被稱為「三度豆」。
- 江戶時代的人們只吃四季豆的豆子。

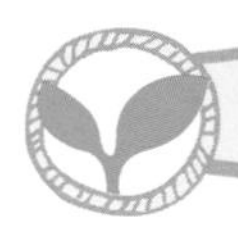

我是什麼樣的蔬菜呢？

四季豆是一種出生於美洲中部地區的蔬菜，據說是在江戶時代初始，由一位名叫隱元禪師的中國和尚帶到日本的。連同種籽在內的整個嫩豆莢就是我「四季豆」。

雖然我豆子部位的蛋白質弟弟很少，但是卻含有人類只能從食物裡面攝取的9種必需胺基酸。我也含有可以轉換成能量的醣類弟弟、改善便祕很有效果的不溶性膳食纖維小姐。此外，綠色的豆莢還含有β-胡蘿蔔素妹妹，以及可以消除疲勞的維生素B_1弟弟、促進脂質代謝的維生素B_6弟弟和葉酸弟弟等等的豐富維生素B群。

這也就是說，我同時含有豆類和蔬菜雙方的優點。我的外表看起來瘦弱細長，但卻意外地很有用處，對吧？

想要更了解！營養素

維生素B_1弟弟

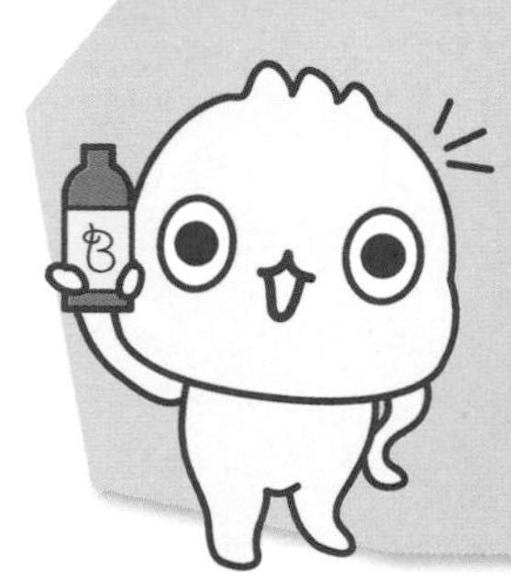

當身體要將醣類弟弟轉換成能量，就是我維生素B_1上場的時候！而且，我也會幫助身體，將肌肉疲勞所累積下來的乳酸轉換成能量。此外，也具有維持大腦和神經正常運作的作用喔！疲勞或困倦的時候，可以多多補充我這個營養素。

主要的營養素

不溶性膳食纖維小姐

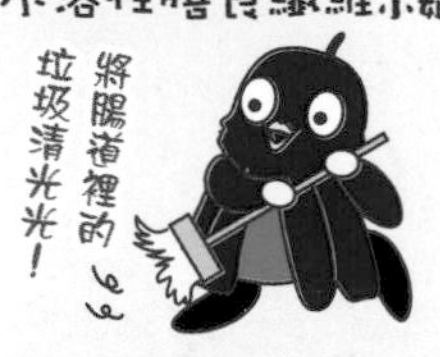

β-胡蘿蔔素妹妹

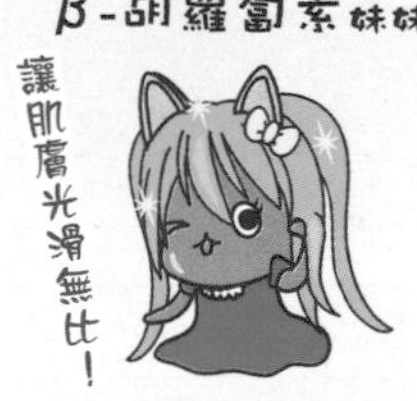

維生素B_1弟弟

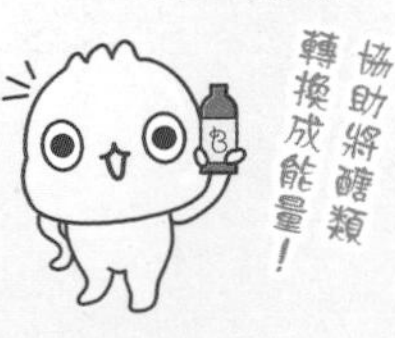

素素的一大重點

「Beans」指的是哪一種豆子？

四季豆的英文是「Green Bean」，汪。「Beans」原本指的是四季豆。不過，現在有很多種豆子都被簡稱為「Beans」了，汪。黃豆是「Soybean」，紅豆是「Adzuki bean」。順帶一提，「Pea」指的是豌豆，汪！

蔬菜營養素的小話題

通常是吃這個蔬菜，作為植物的哪個部分呢？

食用葉子部分的蔬菜

高麗菜醫生

食用葉子部分的蔬菜，更要趁它還新鮮的時候早點吃掉！
菠菜大哥

祭
小松菜弟弟

食用果實或種籽部分的蔬菜

食用果實或種籽部分的蔬菜，有很多是春天開花以後，在夏天到秋天採收的喔！

茄子公主

番茄大廚
青椒弟弟

四季豆大師

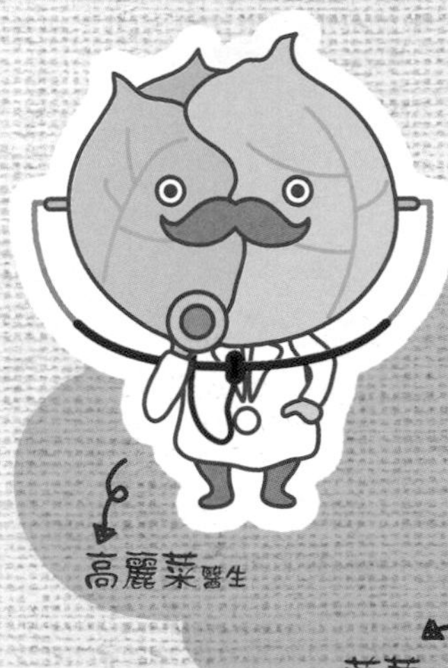

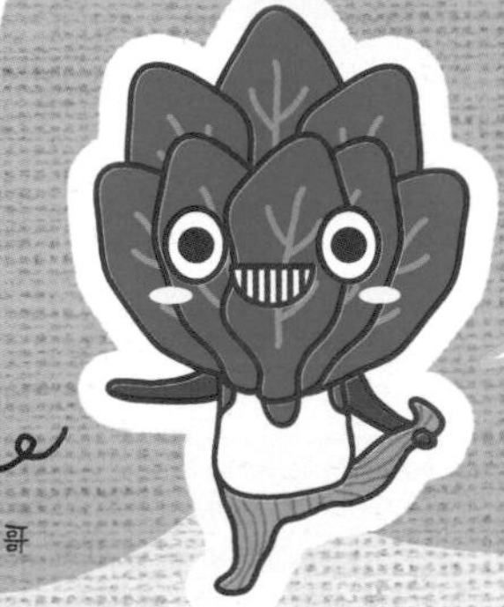

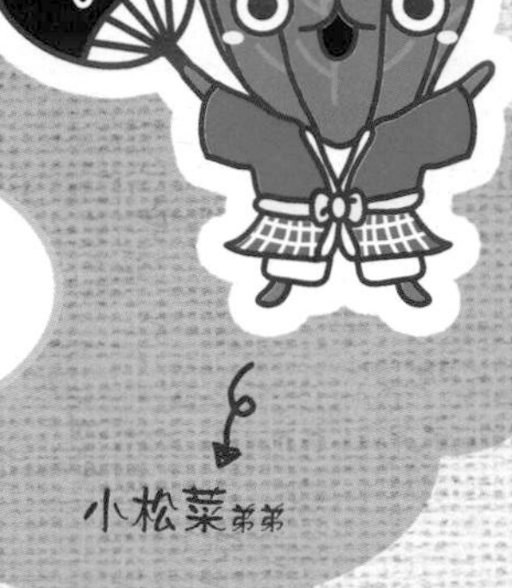

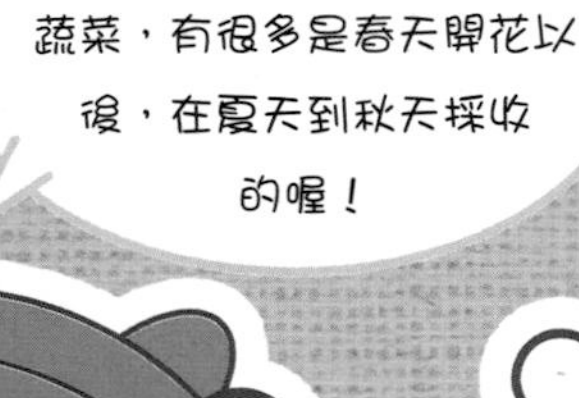

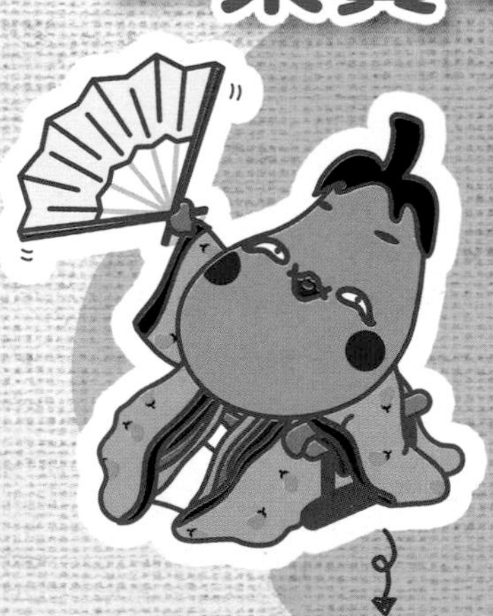

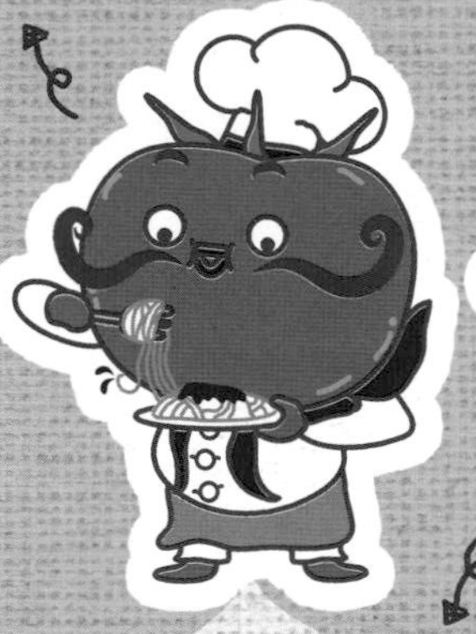

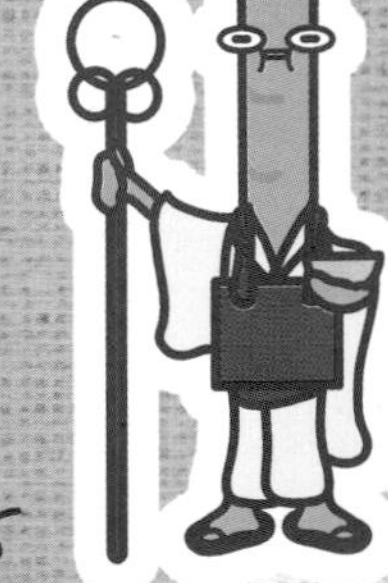

我身上的白色部分下面有長一些鬚根的部分都是我的根，白色部分以上的一小部分則是我的莖！
我雖然是長在土裡面，但我不是根，而是莖呢！
胡蘿蔔王子
白蘿蔔大姊
番薯先生
牛蒡先生
薑仙人
芋頭妹妹

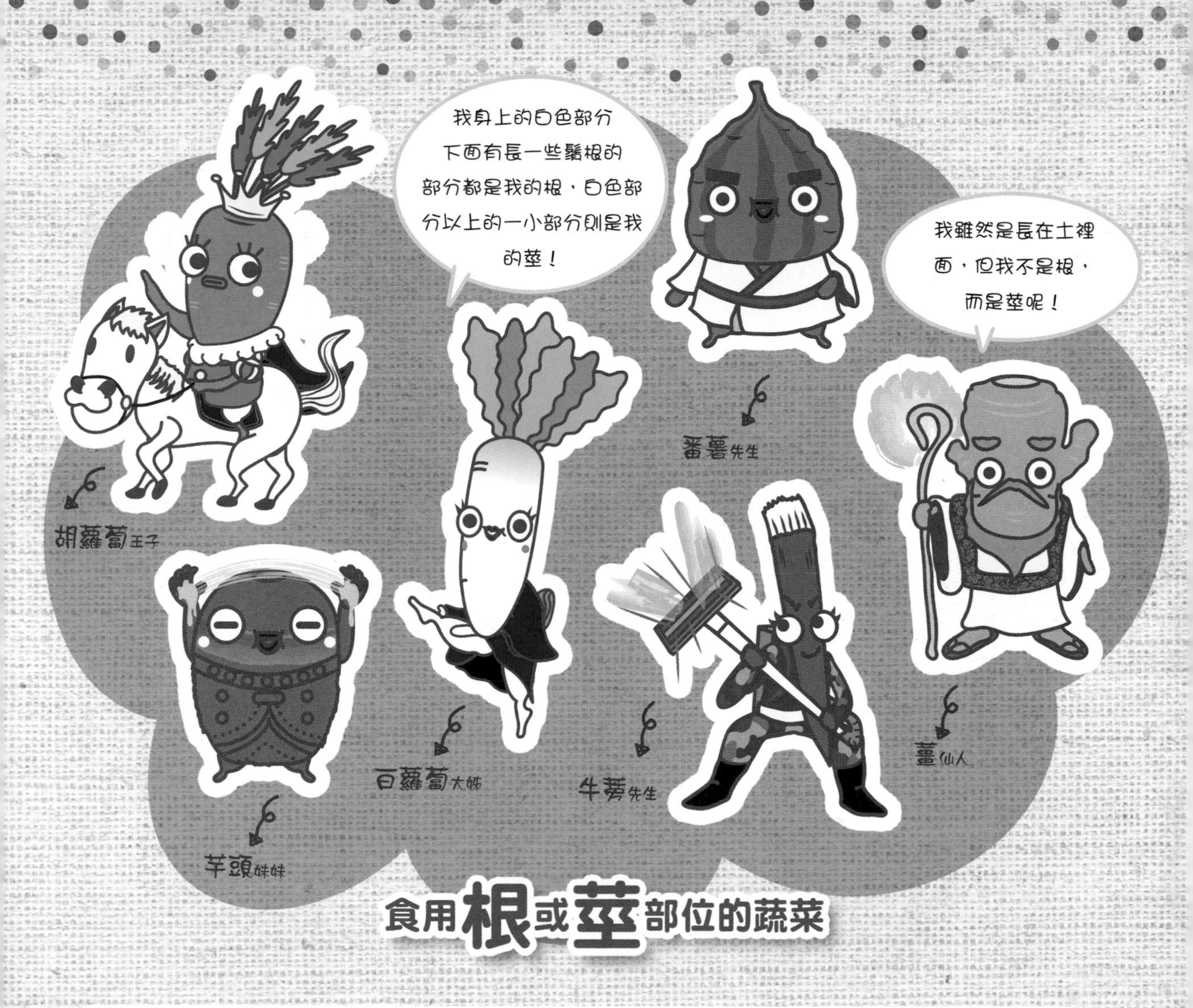

食用根或莖部位的蔬菜

大家平常所吃的蔬菜，大部分都是吃植物身體的一部分，像是根或莖、葉子或果實等等。舉例來說，加在沙拉裡面的番茄，其實就是植物的果實部分呢。

食用葉子部分的蔬菜，被稱作是「葉菜類」；食用果實或是果實種籽的蔬菜，被稱作是「果實類」；食用根或莖部分的蔬菜，被稱作是「根莖類」。不同的蔬菜，可以食用的地方也會不一樣。比如說，要煮青椒的時候，就會將它裡面的種籽去掉，但茄子就可以連同種籽一起食用。另外也還有像青花菜這種，食用花或是花蕾部位的「花菜類」蔬菜喔！

高麗菜醫生

打造出一個不會輸給壓力的身體！
我還曾經被人稱為「窮人的醫生」喔！

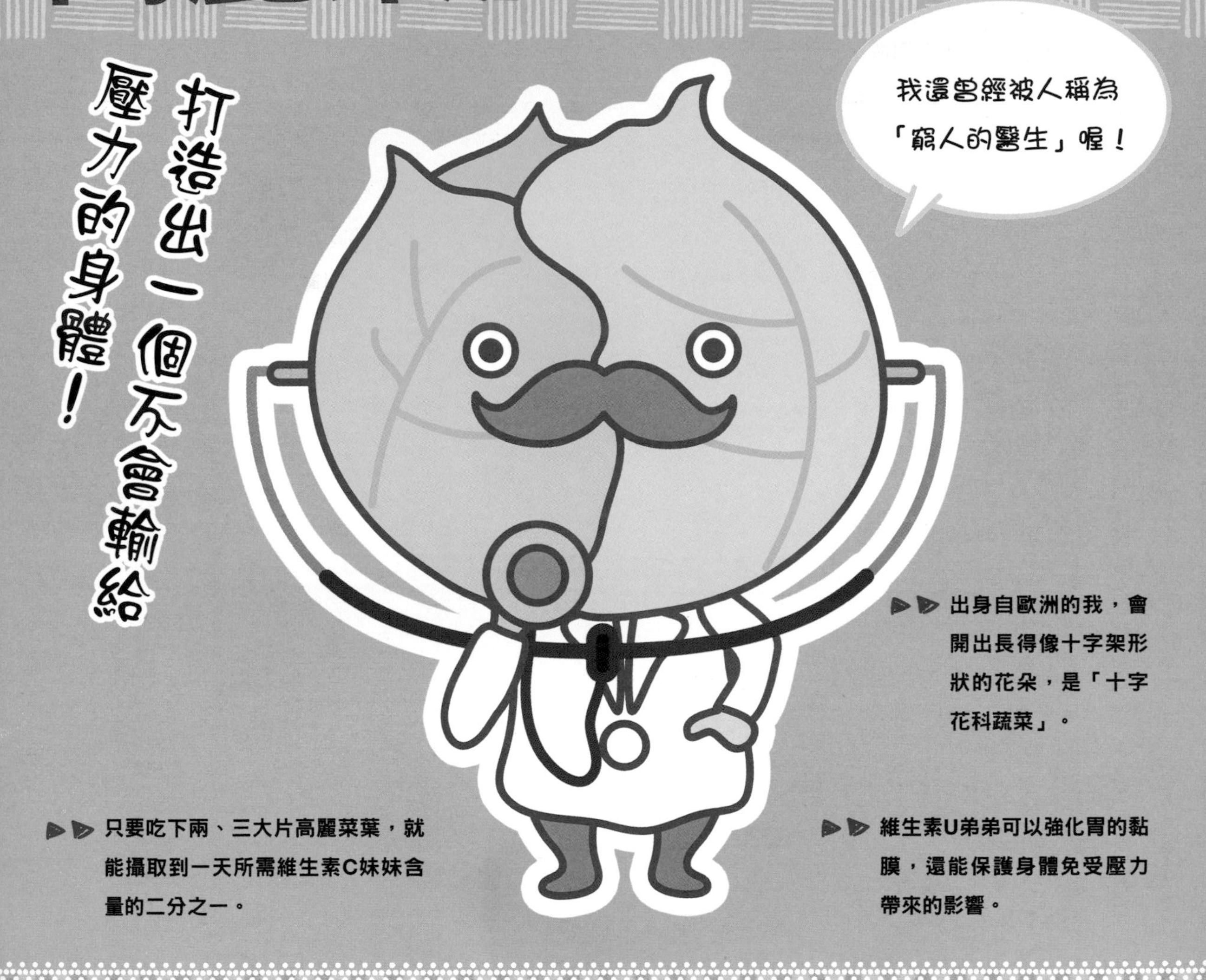

▶▶ 出身自歐洲的我，會開出長得像十字架形狀的花朵，是「十字花科蔬菜」。

▶▶ 只要吃下兩、三大片高麗菜葉，就能攝取到一天所需維生素C妹妹含量的二分之一。

▶▶ 維生素U弟弟可以強化胃的黏膜，還能保護身體免受壓力帶來的影響。

蔬菜小見聞

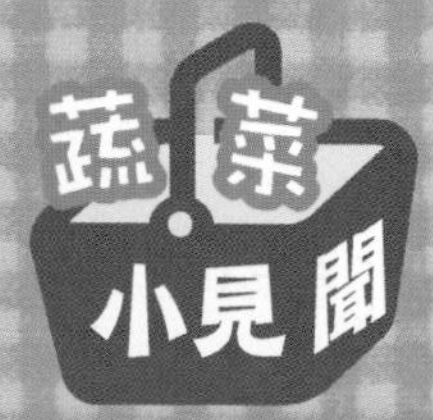

- 高麗菜的英文「Cabbage」，來自於法文裡的「Caboche」，意思是「頭」。
- 原本的外觀是葉片呈現向外捲的狀態，但是13世紀的時候，在英國經過改良，才變成現在這樣葉子往內捲的圓球狀。
- 高麗菜為了讓自己不要被菜蟲啃咬，會散發出一種味道，吸引菜蟲的天敵，蜜蜂過來。

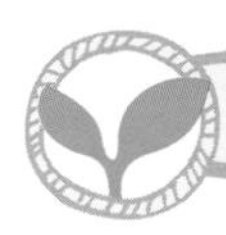

我是什麼樣的蔬菜呢？

我誕生於歐洲。你有沒有看過我開的花呢？我開出來的花，會有四片花瓣，看上去就像十字架。這是「十字花科」植物的特徵，所以我們同樣也被稱作是「十字花科蔬菜」。除了我之外，像是青花菜婆婆、白蘿蔔大姊，它們也都是十字花科蔬菜喔！十字花科蔬菜的維生素B_6弟弟、維生素C妹妹等維生素B群含量十分豐富。

只要吃掉我的兩、三片大葉子，就能夠攝取到一天所需的維生素C妹妹含量的二分之一。而且，我還含有維生素U弟弟，可以預防壓力所引起的腸胃潰瘍，也含有可以幫助止血的維生素K弟弟。

很久以前，人們在澳洲可以用很便宜的價格把我買回家。正是因為我明明很便宜，卻還是有著可以讓身體健康的力量，所以曾經被稱為是「窮人的醫生」呢！

也請多多關注我！

維生素U弟弟

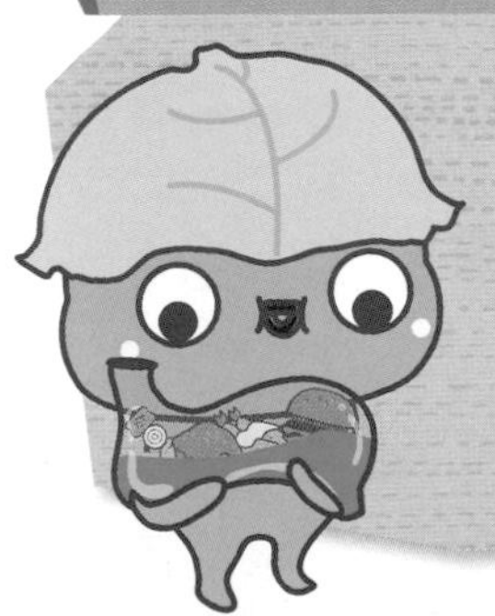

我是維生素U，因為是在高麗菜醫生裡面被發現的，所以也被稱作是「Cabagin」。可以抑制胃酸分泌過多、強化胃的黏膜，保護大家的胃和十二指腸，遠離壓力所引起的潰瘍。大家要多吃高麗菜，打造出一個不會輸給壓力的身體！

也請多多關注我！

維生素K弟弟

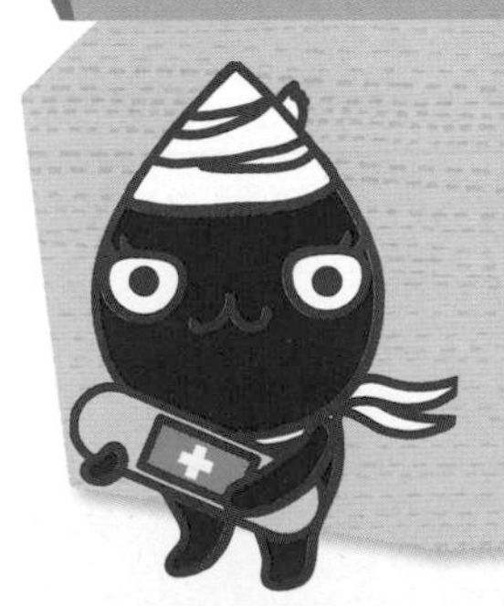

我是維生素K，也被稱作是「凝血維生素」。會在身體受傷的時候，負責執行止血的工作。也會幫助鈣弟弟變成骨骼的材料。和高麗菜醫生同樣都是屬於十字花科蔬菜的羽衣甘藍，也含有很多的我喔！

主要的營養素

維生素C妹妹

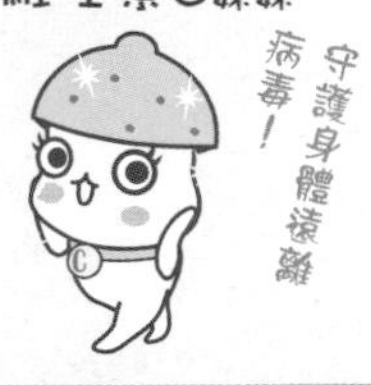

維生素K弟弟

我的作用是幫
傷口止住流血！

維生素B_6弟弟

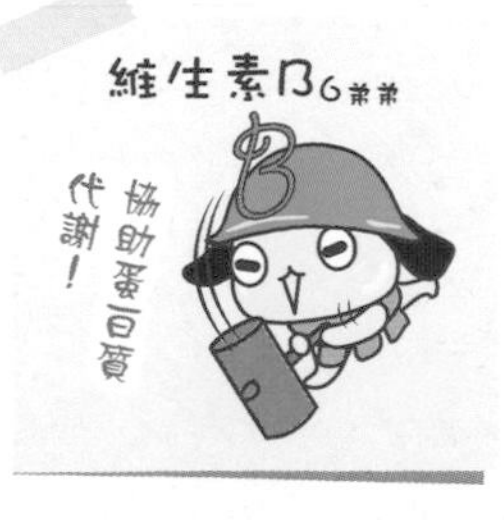

白蘿蔔大姊

讓腸胃清爽
無負擔！

你說什麼蘿蔔腿？大姊姊我可是根和葉都可以吃的高人氣傳統蔬菜呢！

▶▶ 我是一種早在奈良時代就已經來到日本的傳統蔬菜。我跟日本和食已經相處很久了呢。

▶▶ 我微辣的成分，是來自於具有抗氧化作用的異硫氰酸酯先生。還含有對腸胃很有益處的澱粉酶喔！

▶▶ 我不但白色的根和莖可以吃，連上面的綠色葉子都可以吃唷！葉子部分屬於黃綠色蔬菜，含有豐富的維生素ACE。

- 日本在古時候，根據「大塊的根」的意思，將白蘿蔔稱之為「大根」。這在《古世記》和《日本書紀》裡面都有提到過。
- 醃漬蘿蔔或燉蘿蔔具有溫熱身體的效果，但是生蘿蔔絲卻是具有冷卻身體的作用。

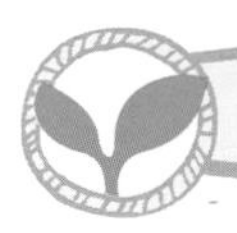

我是什麼樣的蔬菜呢？

我是在很久很久以前，從中國、朝鮮傳進日本的。我在《古事記》裡面也有粉墨登場。蘿蔔絲乾也是來自於老祖先的智慧，將蘿蔔切絲曬乾，就可以長久保存並且提高我的營養價值。

我的白色根部裡面幾乎都是水分，但是裡面卻含有很多對健康很有幫助的成分，像是膳食纖維二人組和澱粉酶等等。澱粉酶是一種可以幫助腸胃進行運作的消化酵素，能夠防止胃食道逆流或是消化不良。而且，把我磨成泥或是切絲、切塊的時候，我就會產生一種被稱作是異硫氰酸酯先生的辣味成分，具有抑制癌症或炎症的作用。

實際上我的葉子也可以拿來食用。蘿蔔葉裡面含有以維生素C為首的維生素ACE，而且這些維生素的含量比菠菜大哥還要多呢。礦物質的含量也很豐富，像是可以起到預防貧血作用的葉酸弟弟和鉀面具超人等等。要是把葉子丟掉就太可惜了。

也請多多關注我！

異硫氰酸酯先生

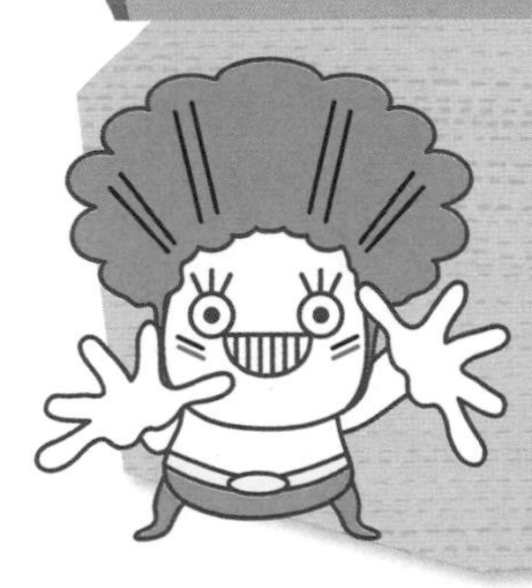

我是異硫氰酸酯，是一種當人們將白蘿蔔大姊磨成蘿蔔泥或是切絲、切塊的時候，就會產生的辣味成分喔！我可以促進胃酸的分泌，還能夠為消除肝臟毒素的酵素提供幫助，抑制癌或炎症。但是只要一經過加熱，我就會消失不見，所以可以生吃就好。

素素的一大重點

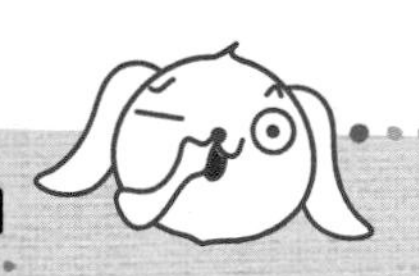

白蘿蔔的營養素，葉與根大不同

白蘿蔔的葉子在日本也寫成「蘿蔔」，是春天七草的其中之一。漂亮的綠色是因為裡面所含的β-胡蘿蔔素，汪。其實白蘿蔔的葉子含有比白蘿蔔本身有更多的營養成分，尤其鈣、鐵和鉀這類礦物質的含量更是多上好幾倍，汪。

主要的營養素

維生素C妹妹

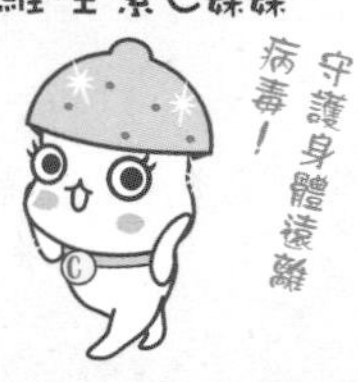

葉酸弟弟

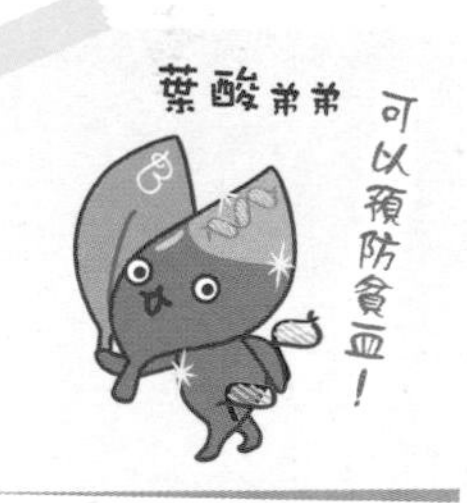

鉀面具超人

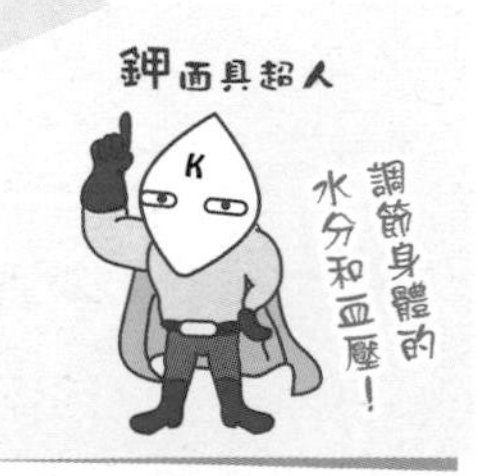

洋蔥老闆

叔叔我的獨特味道和刺激性辣味，可以讓你血液順暢、防止血管阻塞！

讓血液流暢，還可以解決失眠症狀！

▶▶ 早在數千年以前，我就已經是為人所知的食材。但是我在日本，是直到明治時代才終於變得受歡迎起來。

▶▶ 我所含有的辣味成分來自於二烯丙基硫醚，它可以讓血液變得順暢，並且確實保護你的身體健康。

▶▶ 我內含具有抗氧化作用的槲皮素。可以打造出一個不會輸給疾病的強壯身體。

- 我們吃洋蔥，不是吃它的根，而是莖的根部這個會長得比較大一點的部位。
- 有紀錄指出，古埃及時期幫忙建造金字塔的工人會食用洋蔥。
- 2015年的時候，日本研究出了一種切碎以後也不會讓人流眼淚的洋蔥。

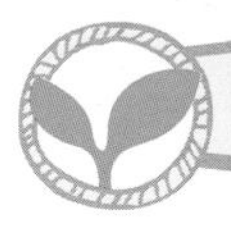

我是什麼樣的蔬菜呢？

出生在亞洲中間地區的我，是在江戶時代才來到日本的。但是那個時候，我還不是很受歡迎。到了明治時代，開始流行西式料理，才終於有比較多人知道我的存在。

說到我的營養成分，就會想到那個會令人覺得有刺鼻味和辣味來源的二烯丙基硫醚弟弟。雖然它是個會刺激眼睛，讓大人和小孩都流眼淚的傢伙，但它可不是光會讓人流眼淚而已。它可以讓血液通順流暢，也可以讓人的心情放鬆下來，具有讓人好好睡上一覺的效果。可以確確實實地保護你的身心健康。除了具有抗氧化力的槲皮素小姐之外，更含有鉀面具超人和錳男孩等等的礦物質，以及維生素 B_6 弟弟和葉酸弟弟等等的維生素。

洋蔥拌炒過後會變甜，據說抗氧化作用也會變強呢！

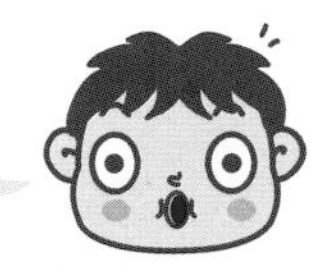

也請多多關注我！ 二烯丙基硫醚弟弟

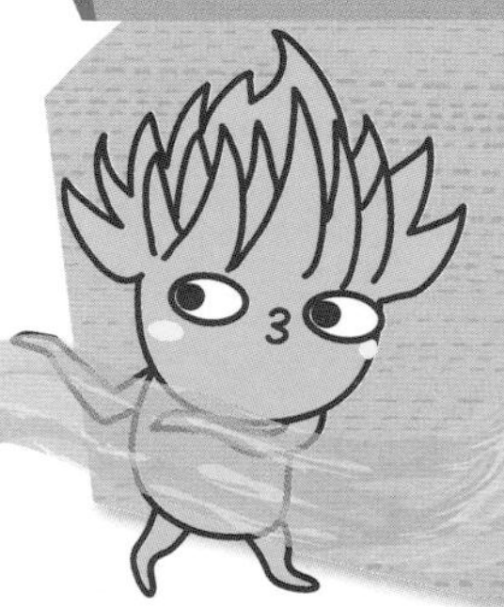

身為二烯丙基硫醚的我，是洋蔥老闆的辛辣和味道的來源。可以減少「壞膽固醇」低密度脂蛋白LDL哥哥，讓血液變得流暢不黏稠，血流暢通。幫助身體吸收維生素 B_1 弟弟並緩解疲勞，安定精神幫助入眠也都是我的職責喔！

也請多多關注我！ 槲皮素小姐

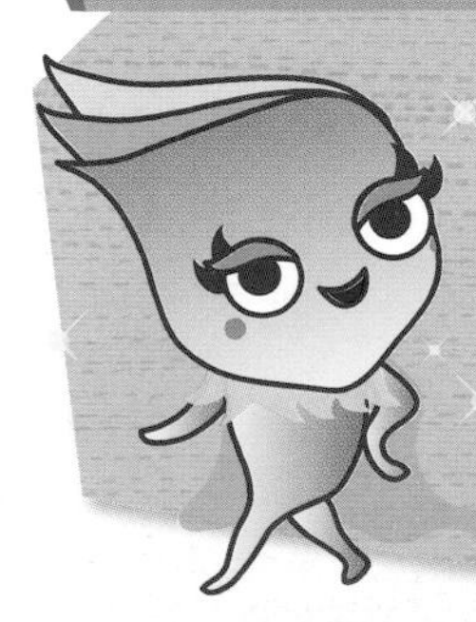

我是槲皮素，是一種黃色的色素，有很多會分布在洋蔥老闆的洋蔥皮附近。我具有抗氧化作用，可以預防癌症之類的疾病喔！除此之外，在抑制過敏、燃燒脂質方面也都能發揮作用，還具有美顏效果和預防水腫的效果。

主要的營養素

鉀面具超人

調節身體的水分和血壓

錳男孩

幫助骨骼的形成！

維生素B6弟弟

協助蛋白質代謝！

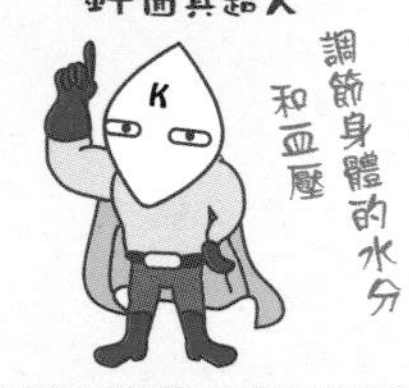

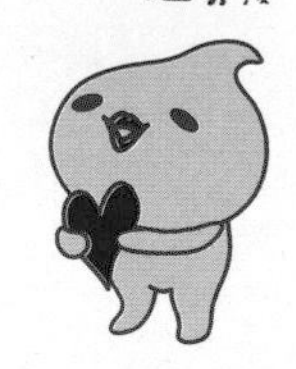

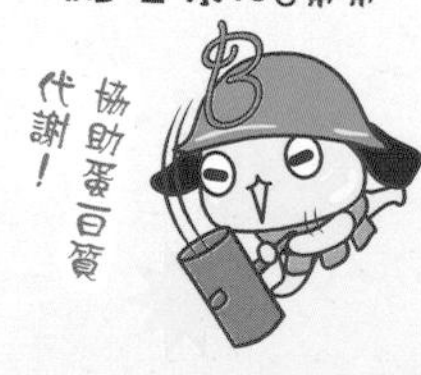

青蔥哥哥

提升免疫力，
預防感冒！

要是小看我的殺菌力，
可是會後悔的喔！

▶▶ 出生於中國西部地區的我，常出現在蕎麥麵、烏龍麵和生魚片等料理之中，已經陪伴日本料理很長一段時間了。

▶▶ 我含有β-胡蘿蔔素妹妹、葉酸弟弟和維生素C弟弟。再加上硒妹妹，可以提高身體免疫力進而預防感冒。

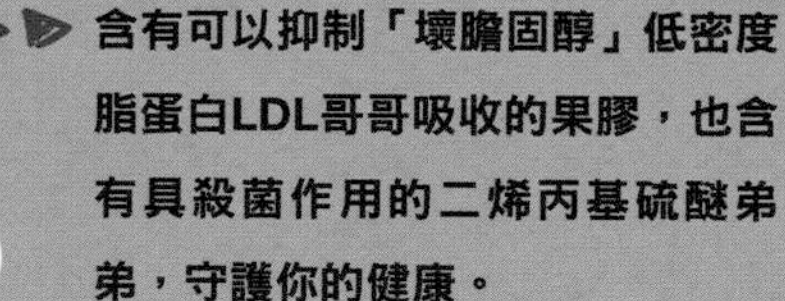
▶▶ 含有可以抑制「壞膽固醇」低密度脂蛋白LDL哥哥吸收的果膠，也含有具殺菌作用的二烯丙基硫醚弟弟，守護你的健康。

- 日本關西地區喜歡吃蔥綠的部分，關東地區則是喜歡吃蔥白的部分。白色的部分因為**埋在土裡面**，所以才會呈現白色。
- 「**蔥煮鮪魚**」原本指的就是蔥和鮪魚丁的烹煮料理。這是因為蔥可以消除鮪魚的魚腥味。

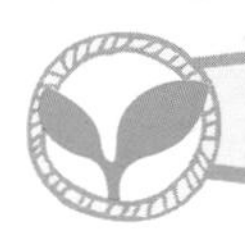

我是什麼樣的蔬菜呢？

我的故鄉是中國西部地區。人們從2200年前就開始栽種我。最晚在奈良時期就傳進日本，在那之後就一直作為增加菜餚風味的調味佐料，是一種支撐著日本料理的傳統蔬菜！

我的綠色部分具有很多可以提高免疫力的β-胡蘿蔔素妹妹、葉酸弟弟和維生素C妹妹。而且，含有硒妹妹這種其他蔬菜很少會有的營養素，也是相當令我自豪的一點。硒妹妹也具有防止老化、提高免疫力的作用。預防感冒這一點做得也很確實。

我黏黏滑滑的果膠等成分，可以抑制「壞膽固醇」低密度脂蛋白LDL哥哥的吸收。你說我身上刺鼻的味道？那是因為二烯丙基硫醚弟弟的緣故。它擁有殺菌作用，也能夠緩和喉嚨痛。感冒的時候，請不妨試著倚靠它的幫助！

也請多多關注我！

硒妹妹

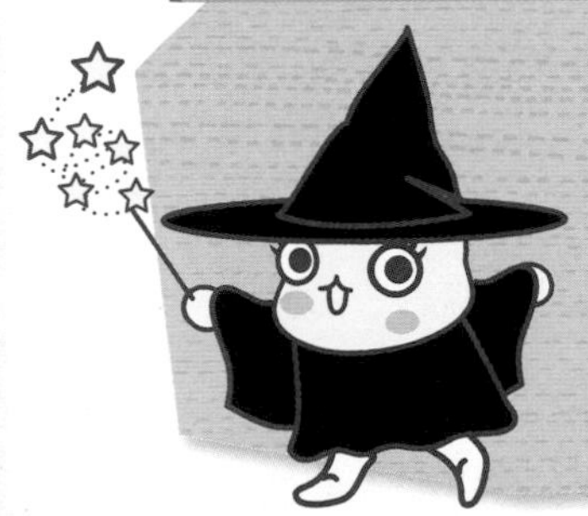

身為硒的我，具有很強的抗氧化力，是一種在防止細胞老化這方面相當拿手的礦物質喔！我可以提高免疫力，防止病毒或細菌之類的東西入侵身體。而且，據說我還具有能夠防止癌症擴大的作用呢！

素素的
一大重點

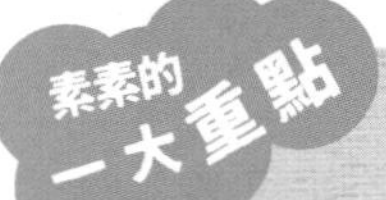

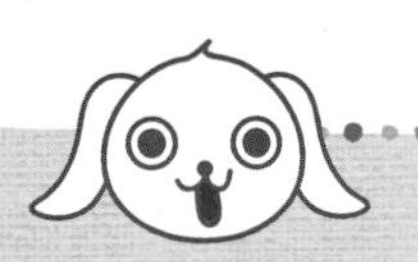

調味佐料的大小事

蕎麥麵、烏龍麵、日式涼拌豆腐、生魚片等各種料理中，都可以看到青蔥的影子，汪。這樣的料理配角，就叫做「調味佐料」，汪。不僅會讓料理看起來更顯美味，可以為料理提味，還具有殺菌的效果，汪。像是薑、山椒、紫蘇、芥末等等的，也都是調味佐料，汪。

主要的營養素

β-胡蘿蔔素妹妹

讓肌膚光滑無比！

葉酸弟弟
可以預防貧血！

維生素C妹妹
守護身體遠離病毒！

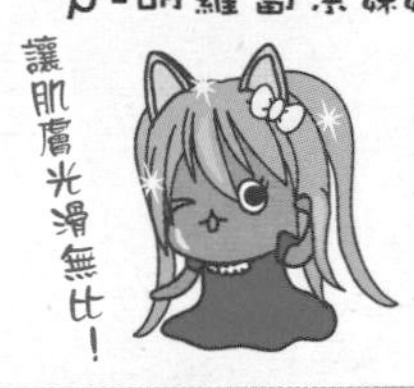

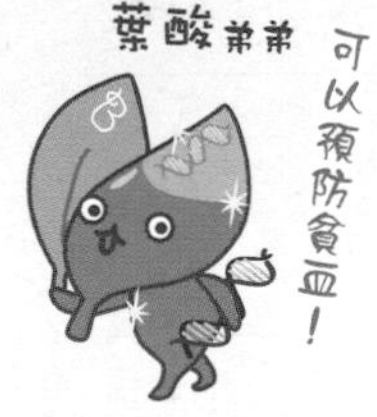

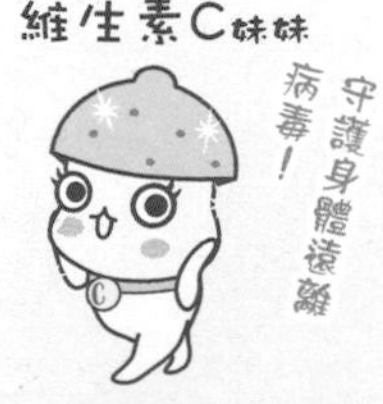

牛蒡先生

我會將你腸道裡的垃圾，
打掃得一乾二淨！

利用膳食纖維，讓腸道乾乾淨淨！

▶▶ 雖然我在外國曾被拿來當作藥材，但是當我傳到日本之後，卻是被分類成蔬菜的一員。

▶▶ 因為含有豐富的不溶性膳食纖維小姐和水溶性膳食纖維先生，所以可以將你的腸道裡面打掃得一乾二淨喔。

▶▶ 我含有各式各樣的礦物質，像是鉀面具超人、鎂先生和鋅弟弟等等。

- 歐洲曾將牛蒡的根部作為藥材使用。在中國，則是將被稱為「惡實」的牛蒡籽拿來當作藥材。
- 在日本的平安時代，牛蒡也曾被稱作是「岐多岐須」、「旨蕗」，從以前就被人們拿來當成蔬菜吃。

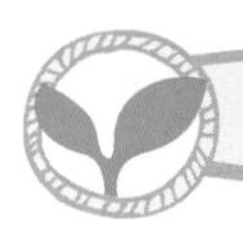

我是什麼樣的蔬菜呢？

我出生於紐西蘭北部地區。在平安時代的時候，我作為藥材傳進中國，也一併被運送到了日本。我是來到了日本以後，才開始被人們視為蔬菜食用。現在在日本以外的國家，也不太會吃我。

我擁有很豐富的膳食纖維雙人組。很少有蔬菜會像我這樣，均衡地含有不溶性膳食纖維小姐和水溶性膳食纖維先生呢。它們兩個都是腸道內的清潔人員。相當值得信賴喔！

我生長在土壤裡面，含有很多的礦物質，像是可以將鹽分排出體外並且降低血壓的鉀面具超人、幫助骨骼形成的鎂先生，還有幫助味覺和嗅覺發揮作用的鋅弟弟等等。

牛蒡的皮也富含很多營養素，去皮的時候不要削掉太厚的皮比較好！

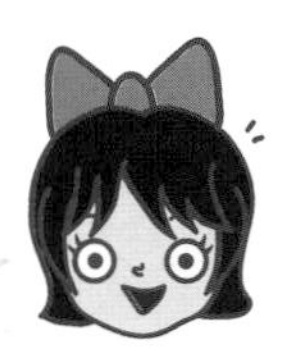

想要更了解！營養素　膳食纖維雙人組　不溶性小姐

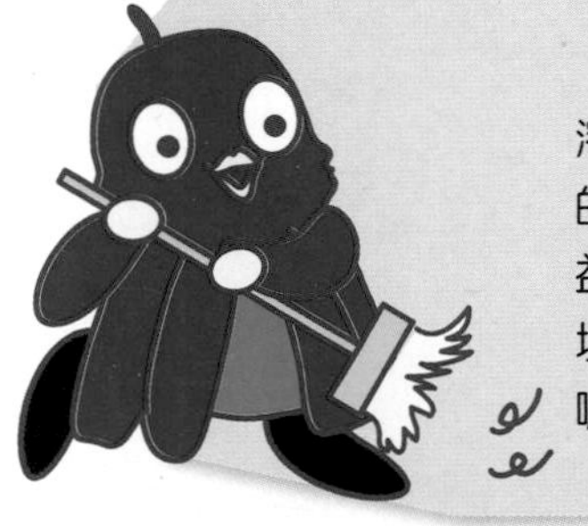

我們膳食纖維是腸道內的清潔人員。身為不溶性膳食纖維的我，會像棕刷一樣，把腸道內的垃圾清光光，預防便祕。此外，我也是腸道益生菌的營養來源，可以營造出良好的腸道環境。我同時也是蔬菜裡面很常見的膳食纖維喔！

想要更了解！營養素　膳食纖維雙人組　水溶性先生

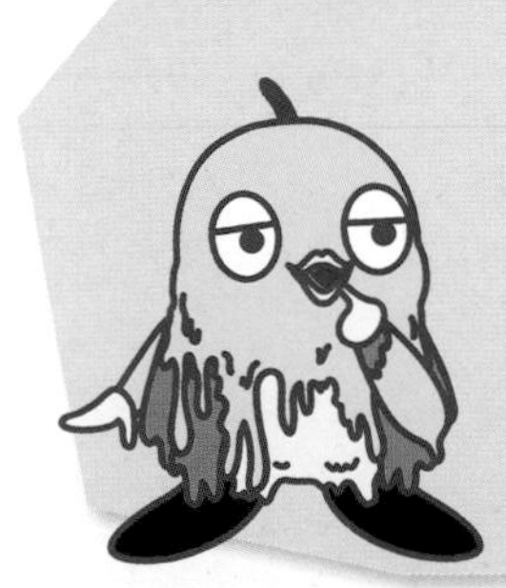

身為水溶性膳食纖維的我，會用黏滑滑的身體把吃掉的食物包起來，將腸道內的垃圾清潔溜溜地打掃掉。被我包裹起來的食物，經過腸道的速度會變慢，所以可以幫助腸道好好地吸收營養素，具有預防生活習慣疾病的作用。

主要的營養素

膳食纖維雙人組

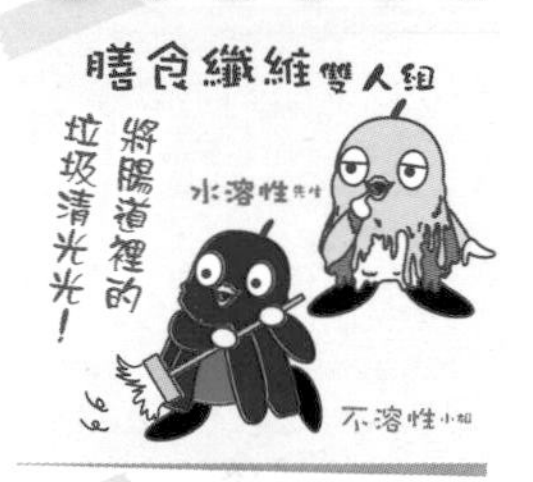

鉀面具超人

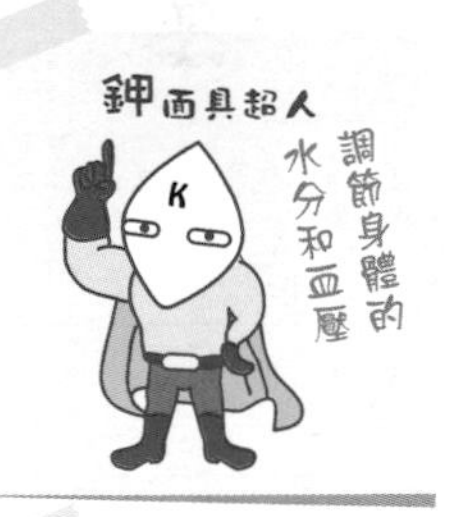

鎂先生

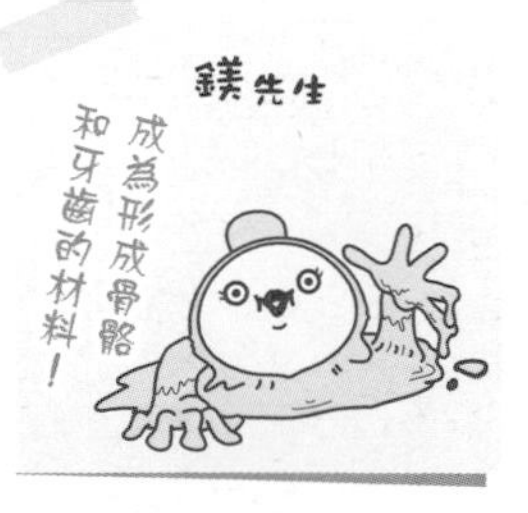

紅番薯大將

解除便祕危機，
守護美麗肌膚！
因為我是從薩摩地區傳到日本全國的，所以才叫「薩摩芋」喔。

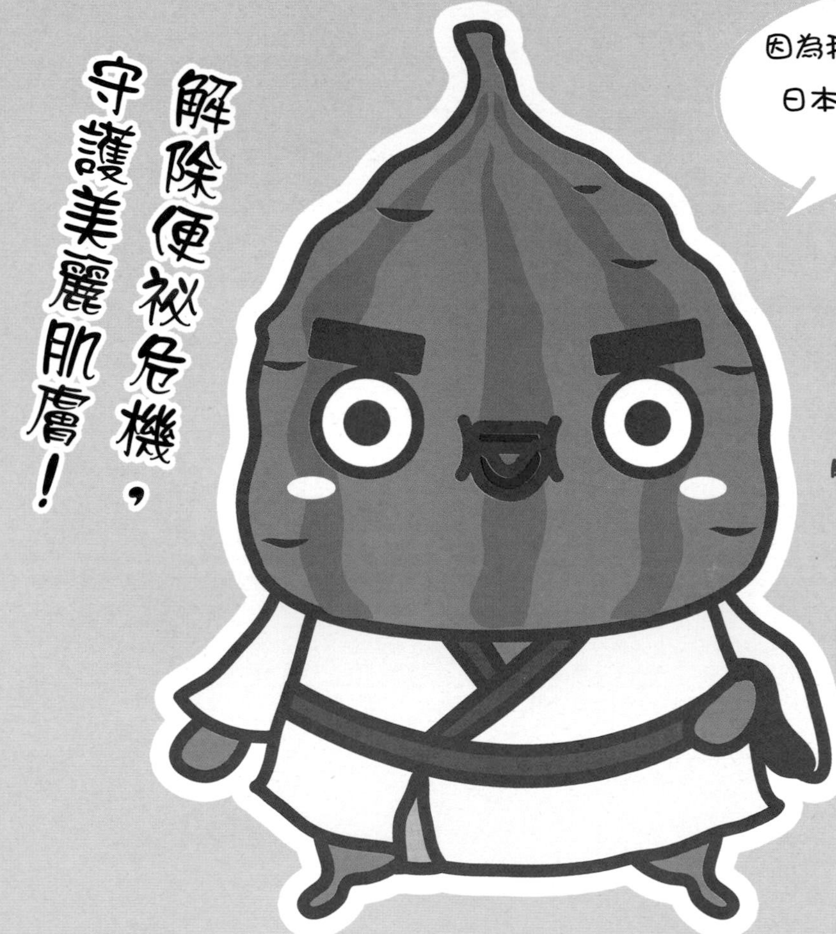

▶▶ 我出生於中南美洲。經由中國運往沖繩和九州，就這樣傳進了日本。

▶▶ 我含有很多可以轉換成醣類弟弟的澱粉。這種澱粉可以幫助維生素C不被熱度破壞掉，所以會比較容易攝取到維生素C妹妹喔！

▶▶ 我的番薯皮含有一種叫做花青素的成分，它具有抗氧化作用，會讓我變成紅紫色。

蔬菜小見聞

- 在日本的江戶時代，從薩摩藩（現在的鹿兒島縣）傳到日本全國各地，所以他們叫我「薩摩芋」。
- 因為我是從中國傳到日本的，所以在沖繩和九州地區，他們也叫我「唐芋」。「唐」指的就是中國。
- 切開的地方會流出的白色液體紫茉莉苷，是一種只有番薯才有的成分。

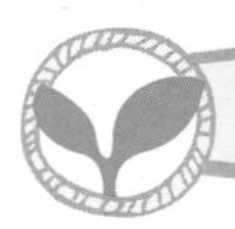

我是什麼樣的蔬菜呢？

我出生於中南美洲。在17世紀經由中國，從沖繩和九州傳進了日本。江戶時代的大饑荒時期，多虧了有我，長崎和薩摩地區才沒有過於受災嚴重，而我也就這樣傳到了日本全國各地。

我含有很豐富的澱粉，可以轉換成醣類弟弟。這些澱粉會將維生素C妹妹包起來，所以就算加熱以後，也不會將維生素C妹妹的營養成分破壞掉。而且皮的部分也含有抗氧化作用，含有很多的花青素成分。而這個花青素會讓我變成紅紫色。再加上膳食纖維雙人組、把我切開以後會流出來的紫茉莉苷成分，可以解決便秘的狀況，也能守護美麗肌膚。

不過，我的熱量跟一碗白米飯差不多。希望大家吃我的時候要多加留意，不要大意地一口氣吃掉太多。

想要更了解！營養素

醣類弟弟

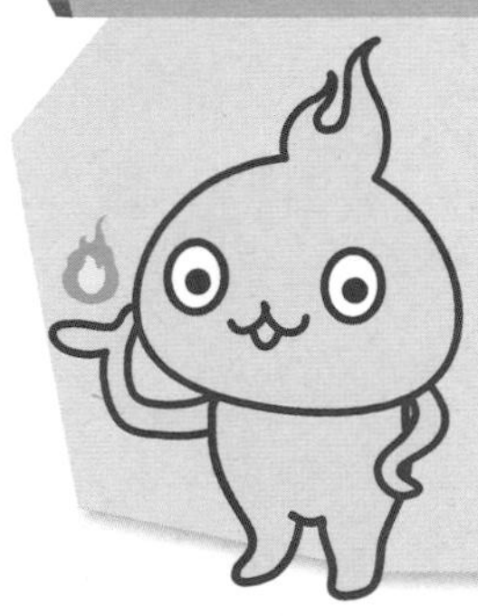

番薯大將的澱粉，可以轉換成醣類，也就是我。我是三大營養素之一，在你們的身體裡面可以作為能量來使用。對於大腦和神經組織來說更是重要的能量來源。在讀書或是運動的時候，可以多多補充我喔！

素素的一大重點

種類繁多的薯類

「番薯」在以前也被稱為是「地瓜」，汪。有著「生長於土壤裡的東西」的意思，汪。芋頭、馬鈴薯、山藥等等，都是生長在土壤裡面，藉由大塊的根或莖儲存養分的根莖類植物，汪。在根莖類植物裡面，番薯和馬鈴薯所含有的維生素C特別的多喔，汪！

主要的營養素

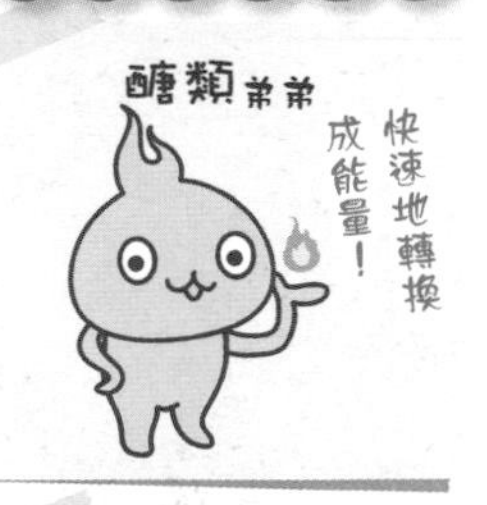

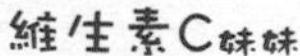

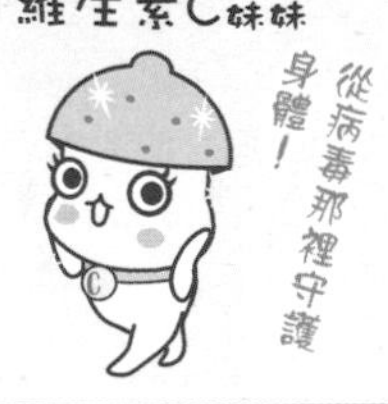

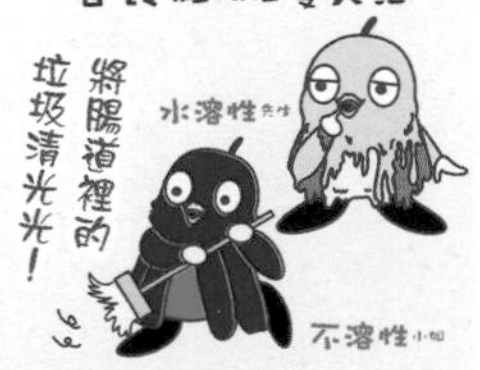

芋頭妹妹

用本身的黏滑成分，
讓腸胃變舒暢！

我從繩文時代開始就出現在人們的餐桌上喔！

▶▶ 我出生自印度到東南亞一帶。在繩文時代結束的時候就傳進日本了喔！

▶▶ 生長在土裡的我含有多種礦物質，像是可以調節身體水分和血壓的鉀面具超人和錳弟弟等等。

▶▶ 我含有一種叫做半乳聚糖妹妹的黏滑成分，和膳食纖維雙人組一起發揮作用，就能預防便祕和肥胖喔！

- 芋頭含有一種叫做草酸鈣的成分，削掉芋頭皮的時候手會變癢，就是因為它的緣故。
- 日本會用「擠得像是在洗小芋頭」來形容到處擠滿了人的游泳池。因為那幅景象，跟人們把很多芋頭放到容器裡面清洗的樣子很像。

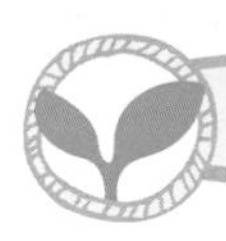

我是什麼樣的蔬菜呢？

我出生於印度、東南亞一帶，在繩文時代結束的時侯就已經傳進日本。只要種下一株的芋頭苗，就會結出很多顆的芋頭。因此，我也被視為是子孫滿堂的一種食物，經常出現在節慶料理上面。

雖然我看上去很有分量，但其實我的熱量比白米飯還要低呢。我含有可轉化為醣類的澱粉，所以可以緩慢地被消化。就算只吃一點點的我，也可以持續地有飽足感。

生長在土壤裡面的我，含有很多的礦物質，像是可以調節身體水分和血壓的鉀面具超人或是錳弟弟等等。而且我還含有很多的膳食纖維雙人組，這點跟牛蒡先生差不多。我所含有的一種叫做半乳聚糖妹妹的黏滑成分和黏液素先生都是水溶性膳食纖維先生的其中之一。水溶性膳食纖維先生可以預防便祕和肥胖、幫助身體將膽固醇排出體外。

想要更了解！營養素

鉀面具超人

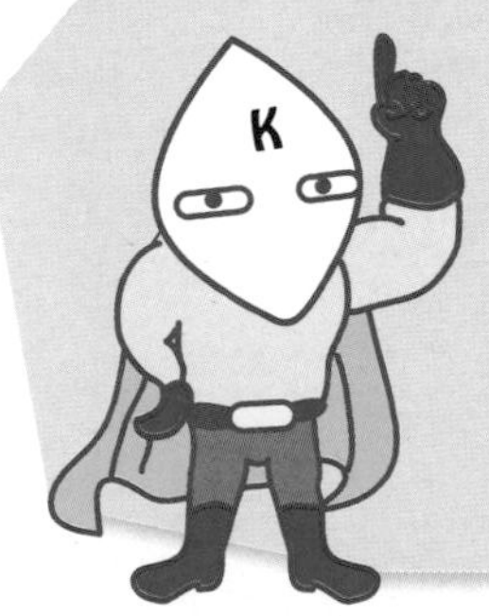

身為鉀面具超人的我，連同礦物質的鈉在內，具有調節身體水分和血壓的作用。當體內的鈉含量過高時，身體裡也會含有過高的水分，這樣一來就會容易罹患高血壓或心臟疾病。將過多的鈉排出體外，就是我的工作呢！

也請多多關注我！

半乳聚糖妹妹

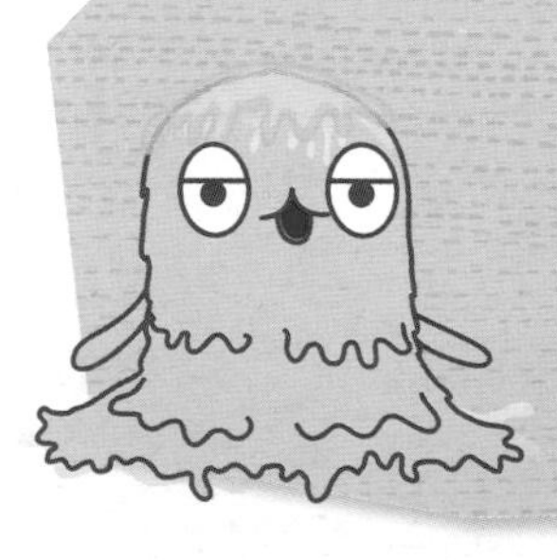

身為半乳聚糖的我，是一種黏滑成分喔。同時，我也是水溶性膳食纖維先生的其中之一。我可以降低血液裡的血糖值，所以可以預防糖尿病。而且我還具有可以活化大腦運作的作用。在防止老化和失智症上面的效果，相當備受期待呢！

主要的營養素

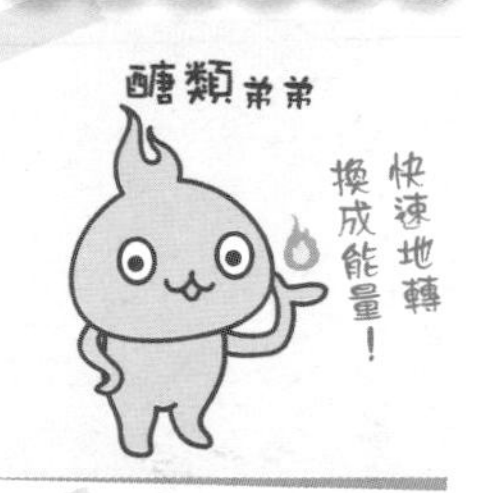

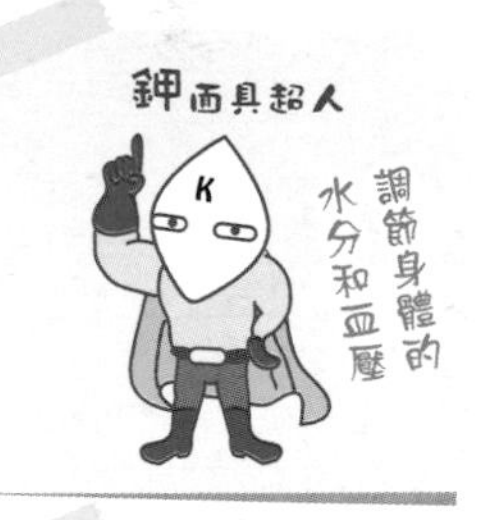

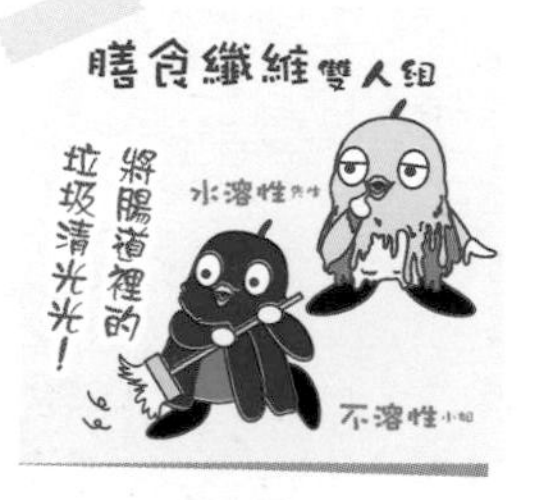

茄子公主

我可以消除身體的燥熱，
趕跑夏季倦怠！
吾身自奈良時代開始，
就一直備受愛戴。

我來自於熱帶國家印度，有90%以上都是水分，熱量也很低。

我身上的紫色是來自於茄黃酮苷妹妹這種色素的顏色。茄黃酮苷具有抗氧化作用，可以防止肌膚老化，而且也能緩解眼睛的疲勞喔！

在鉀面具超人的作用下，我具有利尿的效果。而且，我也具有消暑的作用，相當適合夏天食用。

蔬菜小見聞

- 日文中的茄子稱呼，有人說是取自中間果實酸之意的「中酸實」，另一個說法則認為是來自於夏天盛產果實的「夏實」。
- 日本在盂蘭盆節的時候有個習俗，人們會準備好用茄子做的牛、用小黃瓜做的馬來迎接祖先。它們分別被稱為「精靈牛」、「精靈馬」。

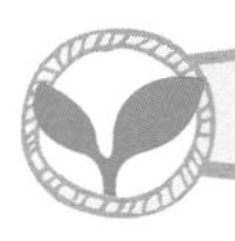

我是什麼樣的蔬菜呢？

熱帶國家印度是我的故鄉。我就是從那裡經由中國，然後來到了日本。是一種從奈良時代就被人們所食用的傳統蔬菜喔。

90％以上都是水分的我，熱量相當低。而且我就像是海綿一樣，很容易烹調入味，用油拌炒就能煮出溫和香醇的美味。

我表皮上面具有光澤的漂亮紫色，是茄黃酮苷忍者的顏色。它不但具有抗氧化作用，而且對眼睛也很好。

我是夏季大熱天裡面最適合食用的蔬菜。在鉀面具超人的作用下，可以促進排尿，消除身體的燥熱感。我所含有的不溶性膳食纖維小姐，也具有預防久待冷氣房而手腳冰冷所引起的便秘。此外，因為我還含有可以幫助酒精分解的菸鹼酸，也很推薦給喜歡喝啤酒的大人。

也請多多關注我！ 茄黃酮苷忍者

說到茄子公主，就會聯想到紫色。這其實是我茄黃酮苷的顏色喔！我具有抗氧化作用，可以消除那些會造成身體酸化的活性氧，讓血管變得乾淨、防止肌膚的老化。而且，還具有消除眼睛疲勞和回復視力的效果喔。

想要更了解！營養素 菸鹼酸大叔

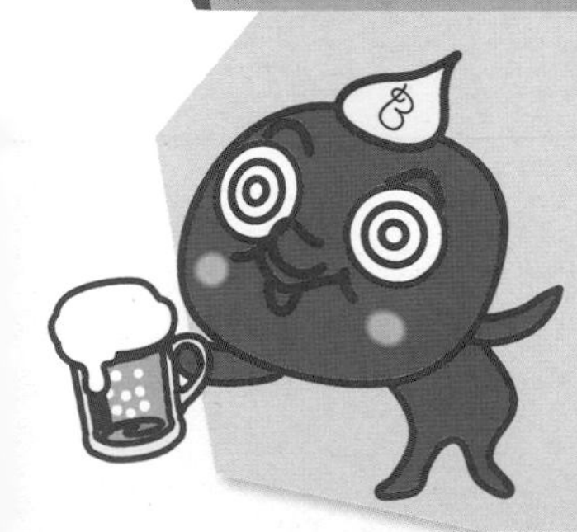

身為菸鹼酸的我，可以協助身體裡的各種酵素發揮它們的作用。在三大營養素要轉換成能量的時候，也相當地活躍。我還會幫助肝臟分解酒精。因此，我希望有在喝酒的大人，可以攝取我這個營養素。

主要的營養素

鉀面具超人

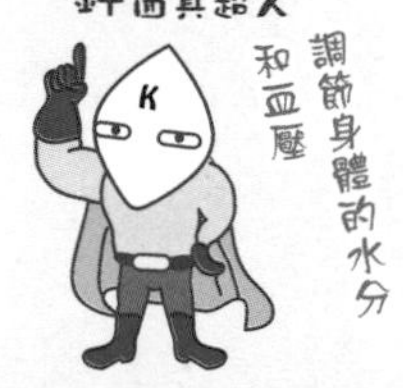

不溶性膳食纖維小姐

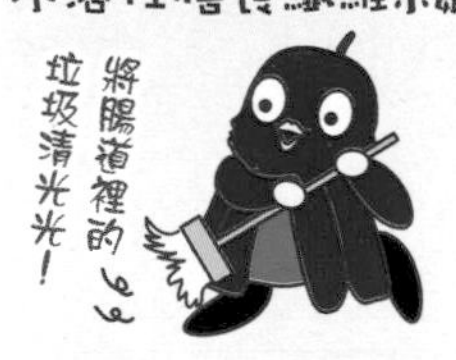

菸鹼酸大叔

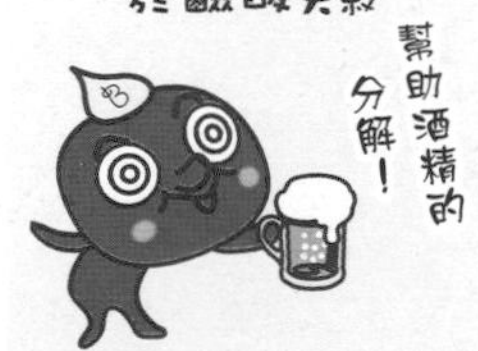

蔬菜營養素的小話題

了解蔬菜的盛產季節！

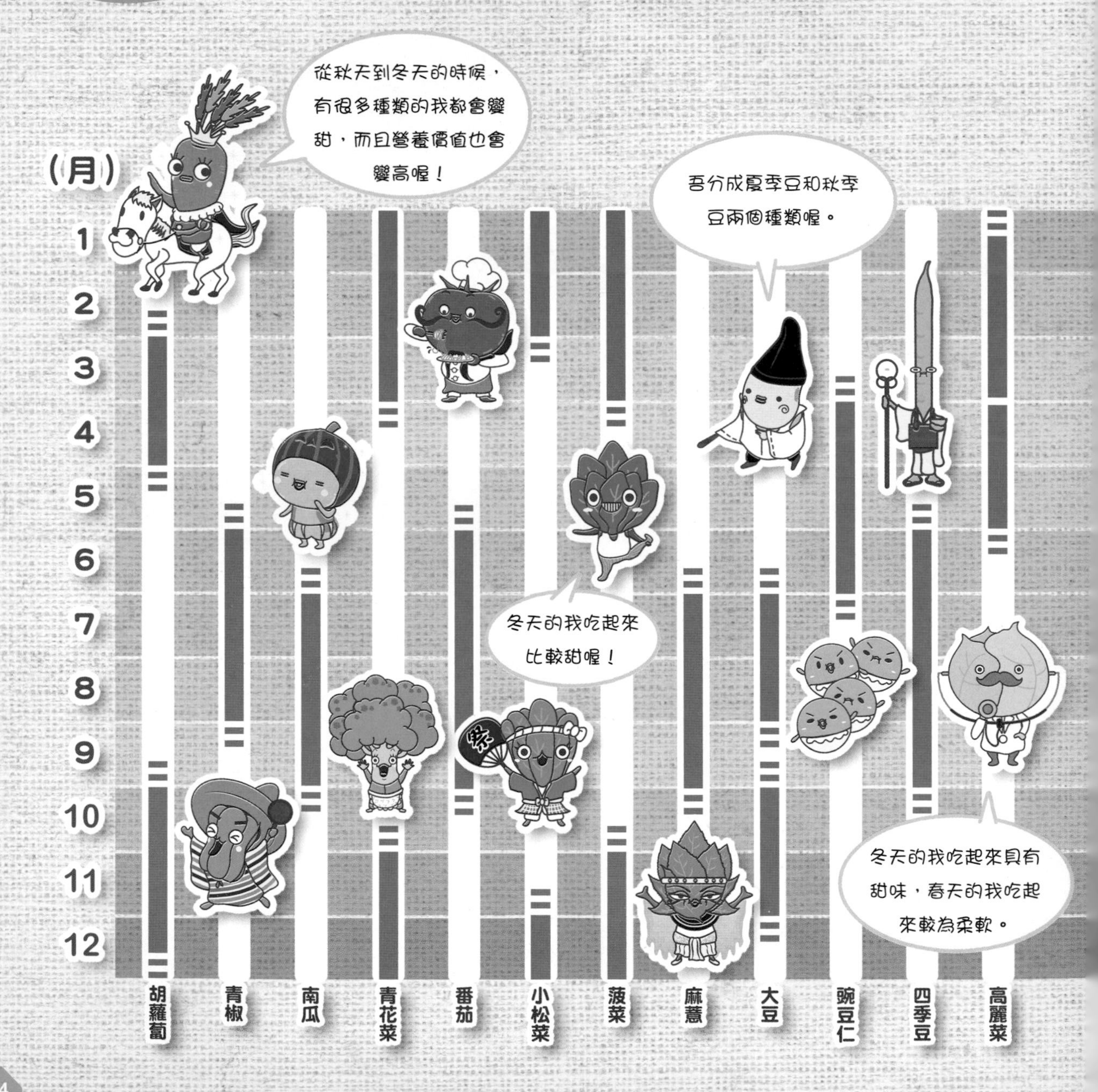

現在大部分的蔬菜一整年都吃得到。但是不同的蔬菜，都有它們吃起來特別好吃的季節呢。那個時期就會叫做「產季」。

正值產季的蔬菜會大量陳列在店鋪裡面，價格也會便宜很多，而且有的蔬菜一旦進入產季，營養價值就會變高。比方說，菠菜在冬天所含有的維生素C，是夏季的3、4倍之多。

盛產於夏季的蔬菜大多具有消暑解熱的效果，相反地，盛產於冬季的蔬菜則是具有讓身體暖起來的效果。可以記住蔬菜的產季，聰明地挑選食用。

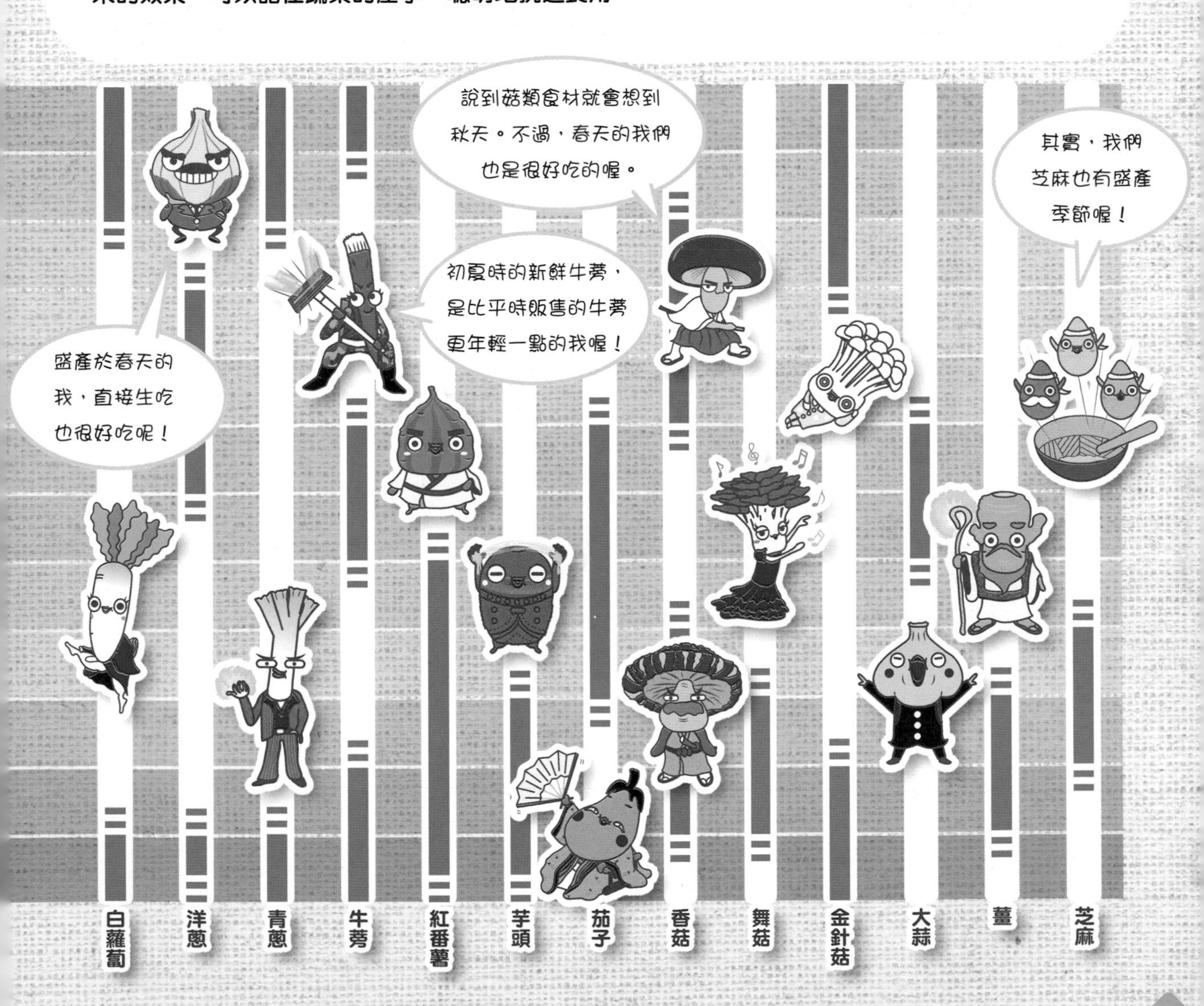

香菇父子

照射陽光之後，
我們的營養成分會
一口氣增加。
乾香菇老爹

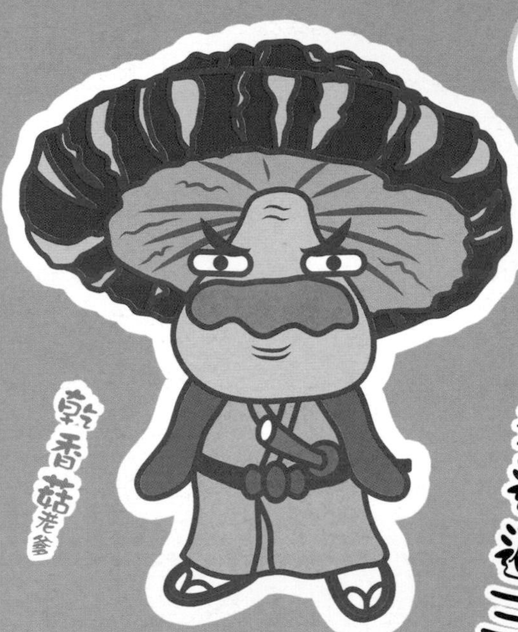

我們是生長在中國跟日本的菇類。自古以來就被拿來作為中藥和食材食用。

我們含有豐富的維生素B_6弟弟，能夠參與蛋白質弟弟合成。

藉由豐富的營養成分，讓疾病退避三舍！

鮮香菇少爺

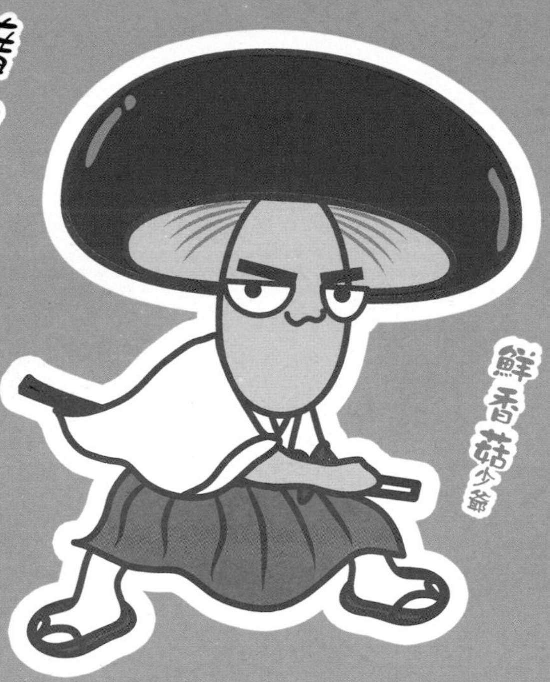

將我們放在陽光下曬乾，可以提高維生素D弟弟的營養價值，進而有助於鈣弟弟的吸收，也會增添美味成分。

蔬菜小見聞

- 鮮香菇只要在**陽光下曝曬**1、2個小時，就能提高營養價值。
- 香菇在日文裡稱為「椎茸」，這裡的「茸」指的就是菇類。因為大多生長在椎木上面，所以才有了這個名字。
- 在人工栽培普及之前，香菇曾經是種比松蕈蘑菇還要貴的**高級食材**。

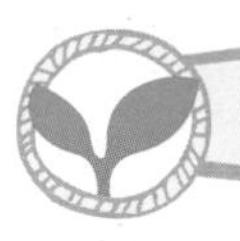

我是什麼樣的蔬菜呢？

我們是只生長在中國和日本的菇類。自古以來就被視為是能夠長生的中藥或食材來食用。

我們含有豐富的維生素和礦物質，包含在合成蛋白質弟弟這件事上面很活躍的維生素 B_6 弟弟等等。

而且，我們所含有的麥角固醇這種成分，可以在照射到陽光的時候，轉換成能夠幫助鈣吸收並強壯骨骼的維生素 D 弟弟。曬過陽光的乾香菇所含有的維生素 D 弟弟，比鮮香菇要多上 8 倍，美味成分也有所增加。

再加上還含有不溶性膳食纖維小姐、可以提升免疫力的 β-葡聚糖弟弟，是菇類裡面營養豐富的高手喔！

雖然菇類食材是菌類，但也算是蔬菜的重要夥伴呢！

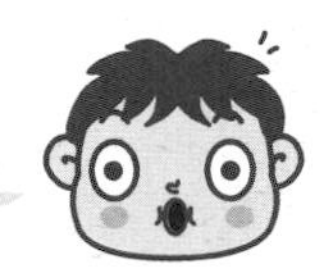

想要更了解！營養素

維生素 B_6 弟弟

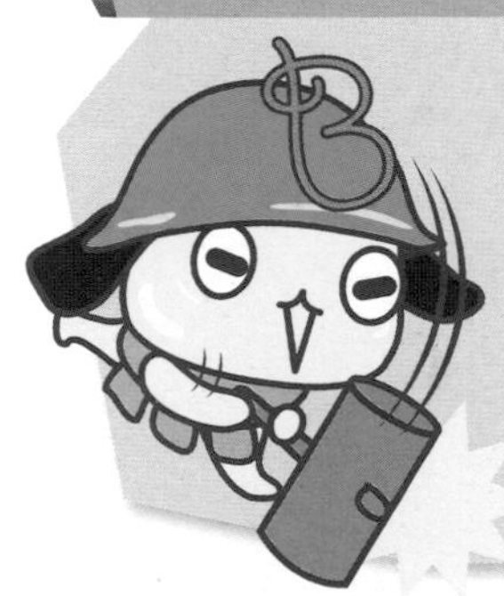

身為維生素 B_6 的我，可以將食物裡的蛋白質弟弟分解成胺基酸，並且在胺基酸要合成肌肉、指甲、頭髮等身體部位的蛋白質弟弟時發揮作用喔。讓肌肉、黏膜都維持在健康狀態。肚子裡面懷有小嬰兒的孕婦，需留意不要缺乏我這個營養素喔。

素素的一大重點

菇類食材是長生不老藥！？

香菇、鴻喜菇、舞菇等等的菇類食材，都含有一種叫做 β-葡聚糖的膳食纖維，汪。在一些會讓人不容易生病、提升免疫力的成分之中，β-葡聚糖相當具有代表性，汪！菇類食材還含有其他很多種，在預防癌症上面很有效果的營養素呢，汪！

主要的營養素

維生素 B_6 弟弟

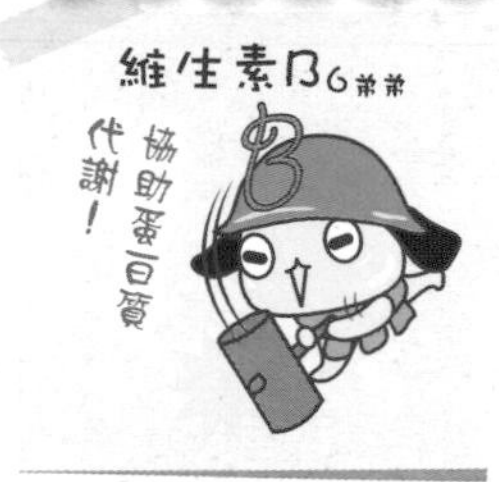

維生素 D 弟弟

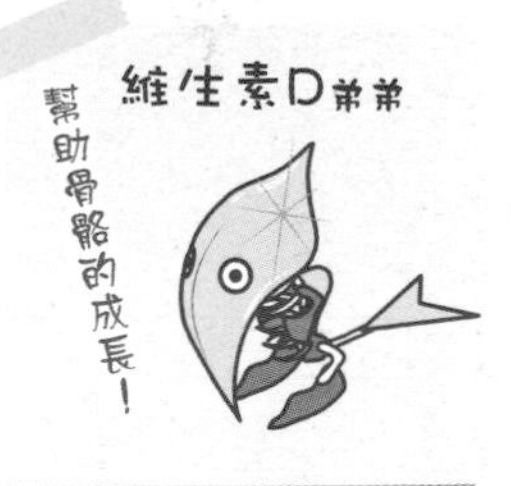

不溶性膳食纖維小姐

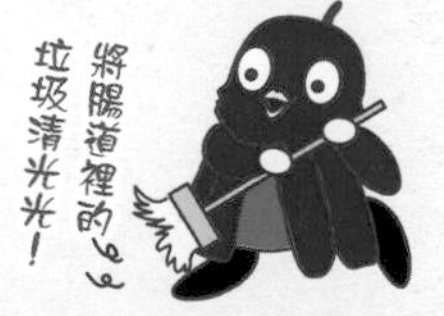

舞菇少女

我曾經是一種以前的人在山裡面看到我的時候，都會高興到手舞足蹈的稀有菇類食材呢！

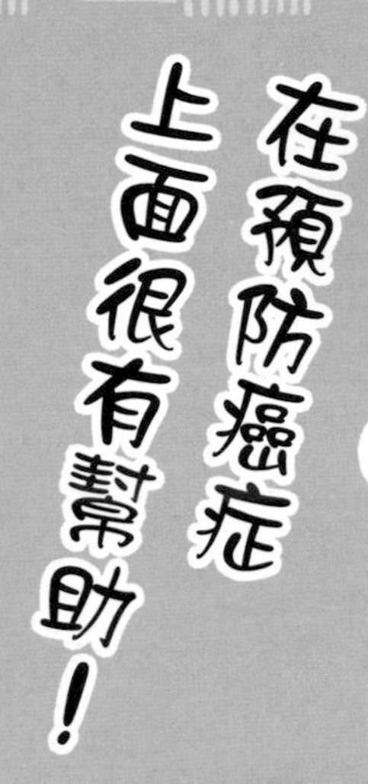

▶▶ 我含有豐富的維生素B群，包含維生素B_2弟弟、守護肌膚的生物素妹妹、維生素B_1弟弟等等。還含有很多可以幫助骨骼成長的維生素D弟弟呢！

▶▶ 在提升免疫力、預防癌症跟高血壓上面也能發揮效用的β-葡聚糖弟弟，在菇類食材裡面的含量特別多呢。

▶▶ 不溶性膳食纖維小姐會將腸道裡面打掃得乾乾淨淨，增加腸道益生菌喔。

- 在烹調之前先讓舞菇**曬一下太陽**，就能增加維生素D的含量。
- 野外自然生長的舞菇，會於秋季的時候，長在橡樹或栲樹等**樹木的根部**。
- 舞菇是從**1970年代**開始可以進行人工栽培的。

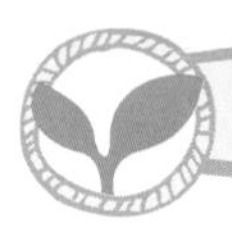

我是什麼樣的蔬菜呢？

我頭上看起來輕飄飄的部位，看起來很像是在跳舞吧？我以前曾經是一種「夢幻之菇」，罕見到當大家在山裡面找到我的時候，都會高興得手舞足蹈。不過，現在已經可以在溫室裡面人工栽培，所以很多人都已經吃得到。

我含有維生素B_2弟弟、守護肌膚的生物素妹妹、維生素B_1弟弟等等的維生素B群，在菇類食材裡面是含量最多的佼佼者喔！而且，我跟香菇父子一樣，也含有很豐富的麥角固醇成分，所以也能攝取到很多的維生素D喔。我們菇類所含有不溶性膳食纖維小姐含量也很豐富，能夠解決便祕的危機。因為不溶性膳食纖維小姐會將腸道打掃得乾乾淨淨。此外，預防癌症的效果備受期待而且能提高免疫力的β-葡聚糖弟弟含量之多，也是我相當自豪的一點呢！

想要更了解！營養素

維生素D弟弟

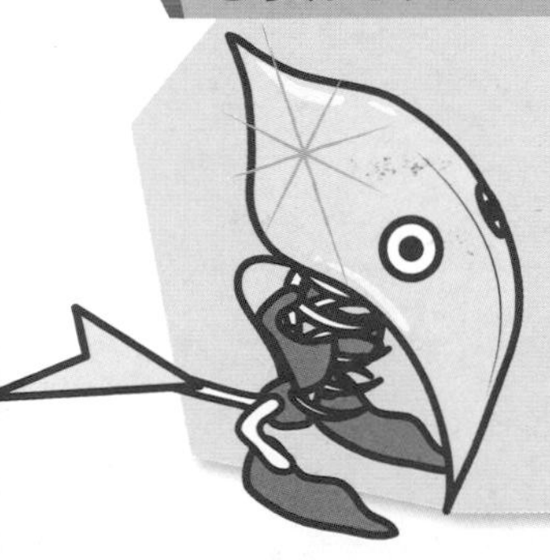

身為維生素D的我，肩負著將鈣弟弟送至骨骼和牙齒的責任。也就是幫助骨骼的成長。一旦缺少了我，骨骼就會發育不好，容易罹患骨質疏鬆症。對於處在成長期的你跟大人來說，我都是一種不可或缺的營養素喔！

也請多多關注我！

β-葡聚糖弟弟

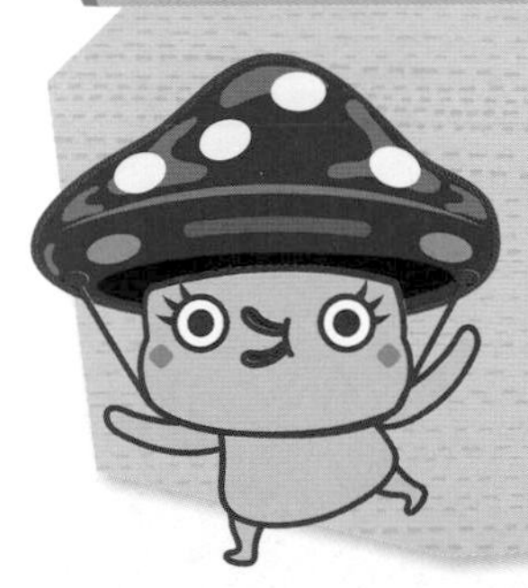

身為β-葡聚糖的我，可以促進免疫細胞活化。免疫細胞會攻擊進入身體的病毒跟細菌，在預防癌症和高血壓方面很有用處。因為我還具有能夠讓反應太過激烈的免疫細胞冷靜下來的作用，所以也可以成為緩和過敏的藥。

主要的營養素

維生素B_2弟弟

幫忙將脂質轉換成能量！

生物素弟弟

維持健康而美麗的肌膚！

維生素D弟弟

幫助骨骼的成長！

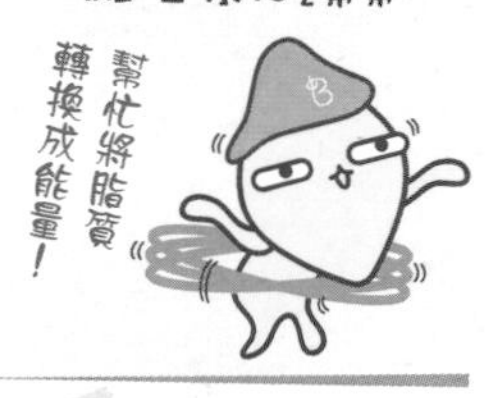

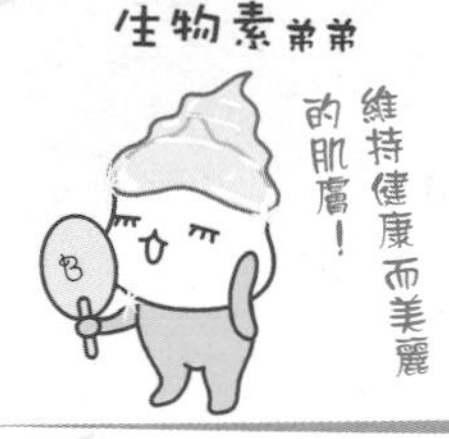

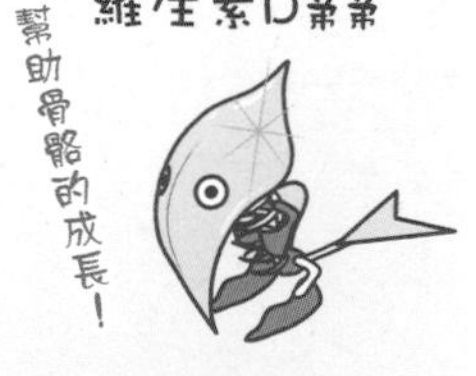

金針菇弟弟

減輕壓力，讓心情穩定下來！
大家，有放輕鬆～嗎？

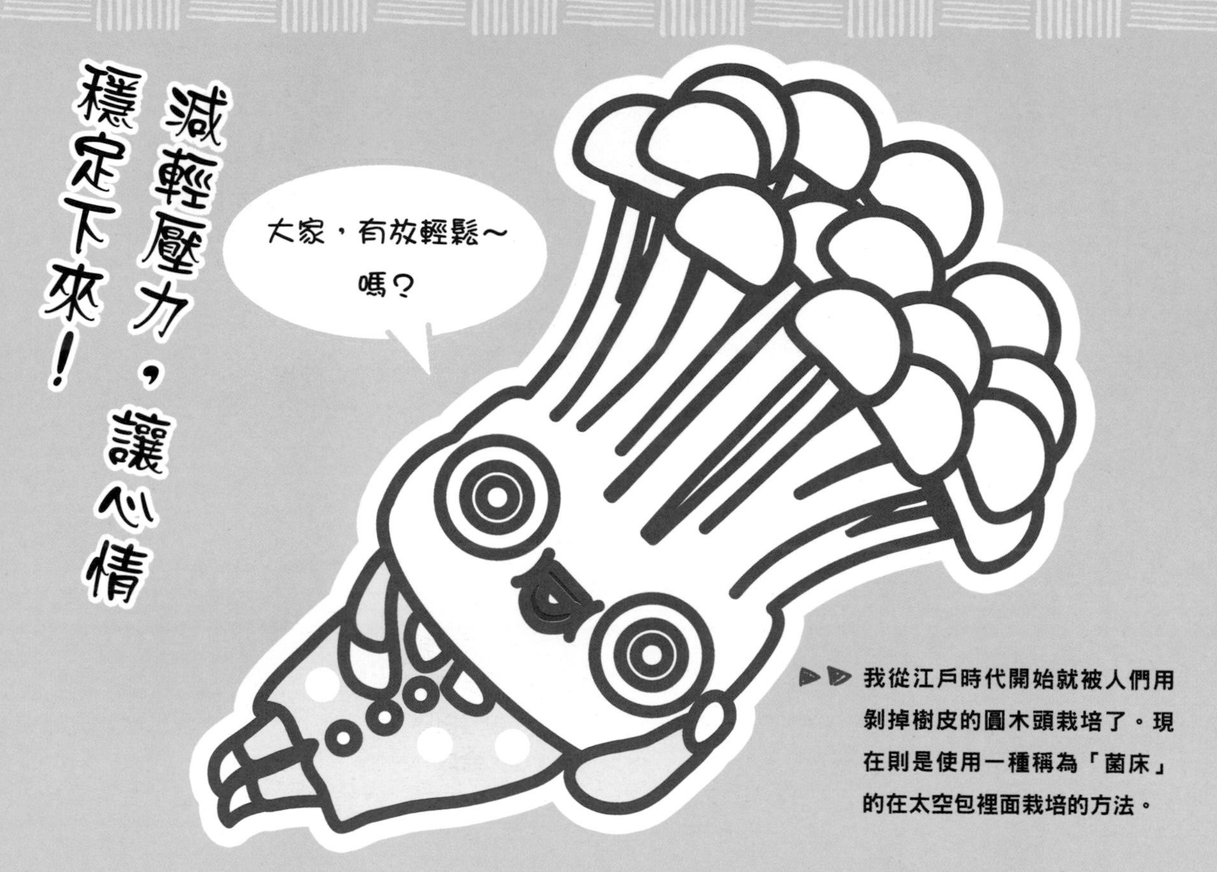

▶▶ 我從江戶時代開始就被人們用剝掉樹皮的圓木頭栽培了。現在則是使用一種稱為「菌床」的在太空包裡面栽培的方法。

▶▶ 我所含有的泛酸弟弟和γ-胺基丁酸弟弟，具有舒緩壓力的效果喔！

▶▶ 我含有很豐富的維生素B群，包含可以幫助消除疲勞的維生素B_1弟弟等等。

蔬菜小見聞

- 野生的金針菇長在會下雪的寒冬裡面，所以在日本也被稱為是「雪下菇」。因為煮了以後會有點滑滑的，所以在日本也有人稱它「滑茸」。
- 昭和初期的時候，長野縣北部的農家正式將栽培金針菇作為冬季副業經營。

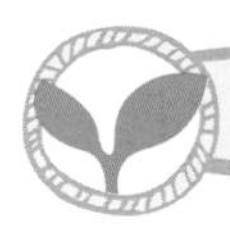

我是什麼樣的蔬菜呢？

沒有特殊的味道，嚼感彈牙的口感，是我之所以那麼受歡迎的秘密喔！金針菇的日文名稱，起源於金針菇時常長在朴樹這種樹木上面。自江戶時代起，就曾經用剝掉樹皮的圓木頭來栽培金針菇。現在則是改用以木屑做成「菌床」的太空包裡面栽培。雖然曬到陽光之後就會變成褐色，但是超市等地方販售的我都是在室內栽培出來的，所以會呈現白色。

我所含有的維生素B_1弟弟、泛酸弟弟等的維生素B群非常多，也含有不溶性膳食纖維小姐，是一種營養成分非常豐富的菇類。而且，我所含有的β-葡聚糖弟弟，還可以緩解壓力。覺得睡不好的時候，可以在晚餐的時候吃我，這樣就能晚上睡得好一點。

除此之外，還具有抑制脂質吸收的作用喔！

想要更了解！營養素

泛酸妹妹

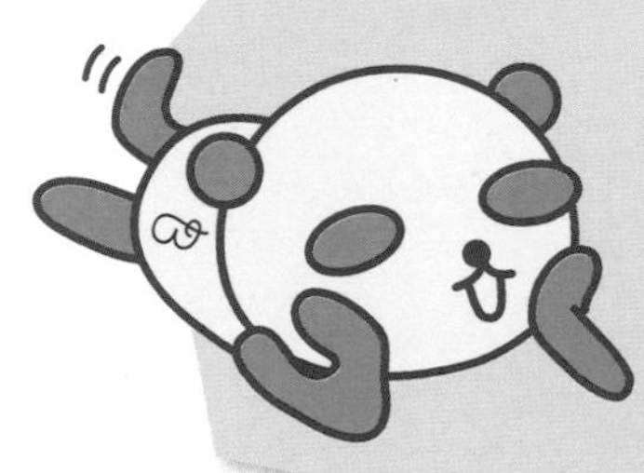

身為泛酸的我，扮演著療癒大家的角色。我可以舒緩人們因為焦慮不安、疲勞而感受到的壓力。除此之外，我還會幫忙將脂質和蛋白質弟弟轉換成能量、協助將維生素C妹妹合成膠原蛋白。別看我這樣，其實我可是很有本事的呢！

也請多多關注我！

γ-胺基丁酸弟弟

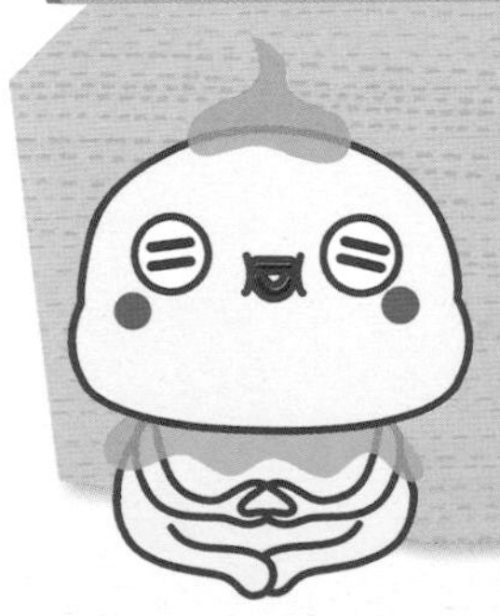

我是γ-胺基丁酸弟弟。我可不是傻愣愣地坐在這裡喔。我正在發揮我的力量，讓處在興奮狀態的神經冷靜下來。我還可以降低血壓，讓身體變得放鬆。要是缺少了我這個營養素，就會感到緊張，有時候甚至會睡不著，請多加留意喔。

主要的營養素

維生素B_1弟弟

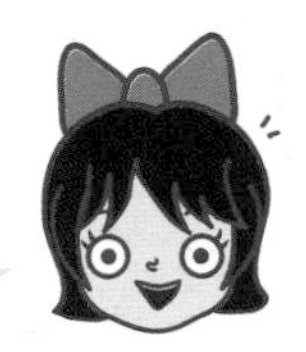

泛酸妹妹

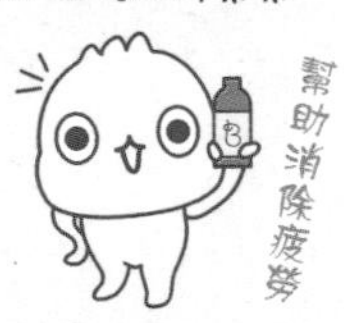

不溶性膳食纖維小姐

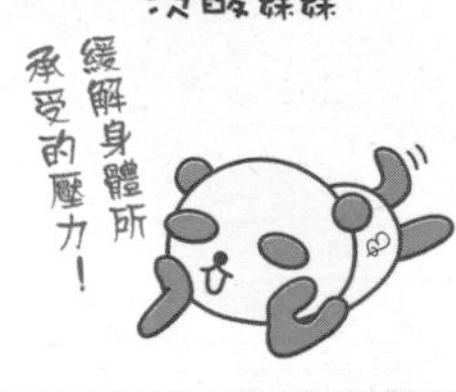

大蒜團長

體力的最佳應援團！
在下會幫你消除疲勞！

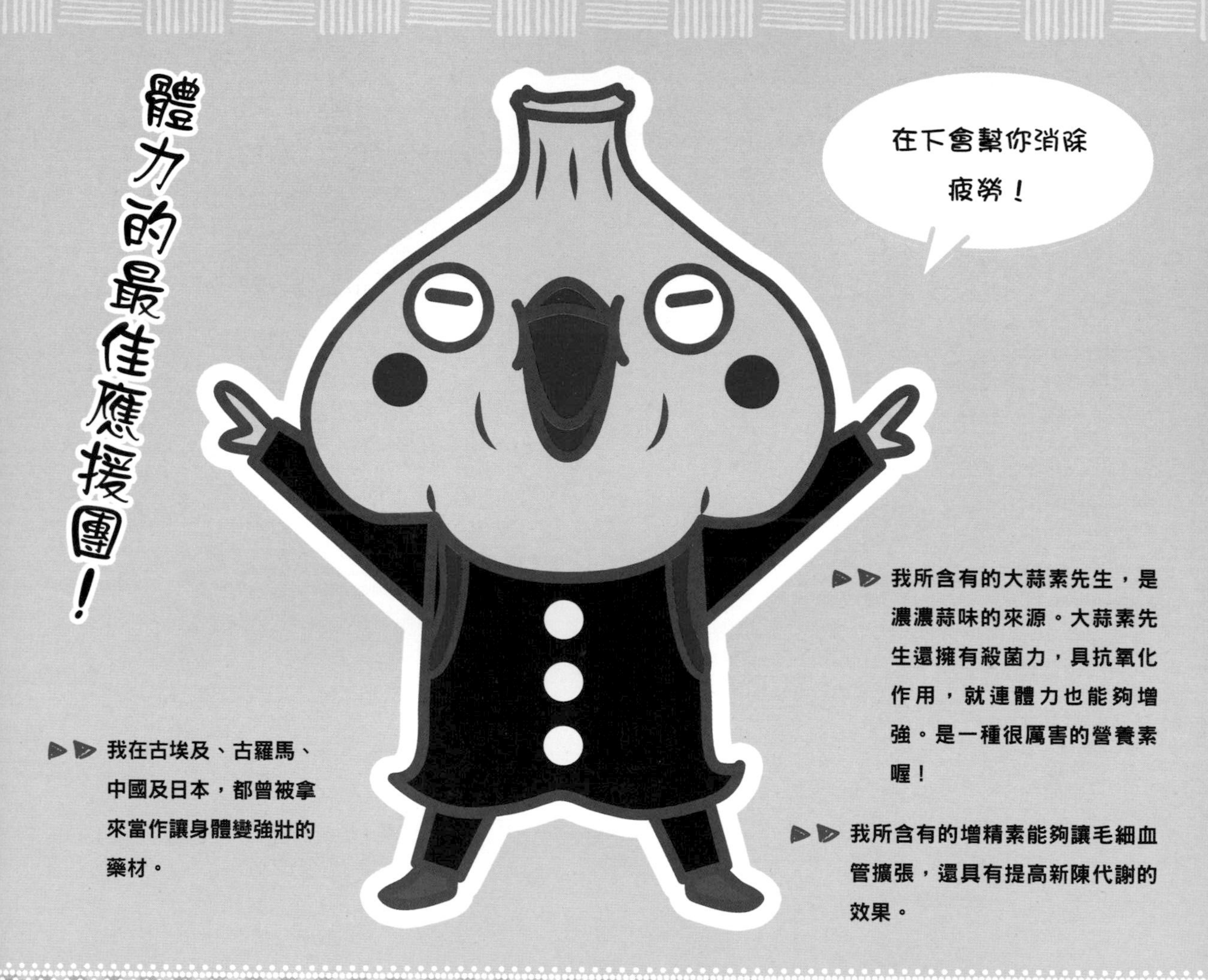

▶▶ 我在古埃及、古羅馬、中國及日本，都曾被拿來當作讓身體變強壯的藥材。

▶▶ 我所含有的大蒜素先生，是濃濃蒜味的來源。大蒜素先生還擁有殺菌力，具抗氧化作用，就連體力也能夠增強。是一種很厲害的營養素喔！

▶▶ 我所含有的增精素能夠讓毛細血管擴張，還具有提高新陳代謝的效果。

蔬菜小見聞

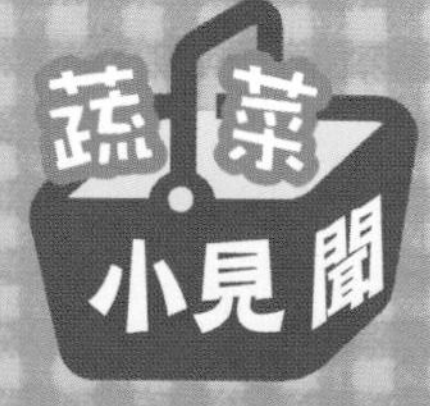

- 在古埃及，當時協助建造吉薩巨大金字塔的工人就曾大量食用大蒜。
- 大蒜的日文稱呼，起源於佛教用語「忍辱」的忍耐屈辱修行之意。
- 人們也會為了幫馬之類的動物消除疲勞而餵牠們食用大蒜。

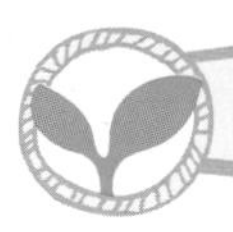

我是什麼樣的蔬菜呢？

吃完水餃以後，都會覺得嘴巴有異味？真是抱歉，那都是因為我所含有的大蒜素先生的關係。不過，大蒜素先生可是擁有很優異的殺菌力和抗氧化作用喔。而且，在下所含有的維生素 B_1 弟弟還會和大蒜素先生一起同心協力，消除身體的疲勞並增強體力。

我在古埃及、古羅馬、中國及日本，都曾被拿來當作讓身體變強壯的藥材。這是因為我含有很豐富的營養素，像是可以讓黏膜更加健康的維生素 B_6 弟弟、鉀面具超人等等。似乎是因為容易增加太多體力，所以寺廟裡的和尚之類的人才會被禁止食用大蒜。還有，因為我所含有的增精素，具有促進手腳的毛細血管擴張、提高新陳代謝的效果，所以也可以讓身體暖和起來。

雖然鉬小子的含量較少，但是含有這個營養素可是讓我相當自豪呢！

也請多多關注我！ 大蒜素先生

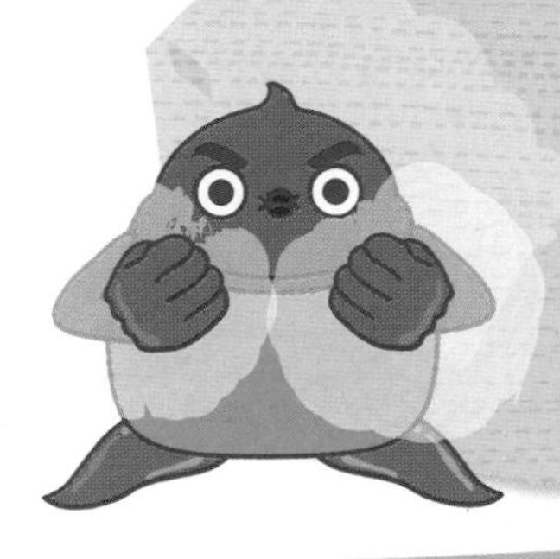

我就是大蒜素。是大蒜團長身上濃濃蒜味來源。把大蒜團長切碎的時候，就會有一種叫做蒜胺酸的成分會轉換成我。具有很強的殺菌力跟抗氧化作用的我，會保護大家遠離病毒！而且，我也還會協助維生素 B_1 弟弟，發揮它消除身體疲勞的力量喔！

也請多多關注我！ 鉬小子

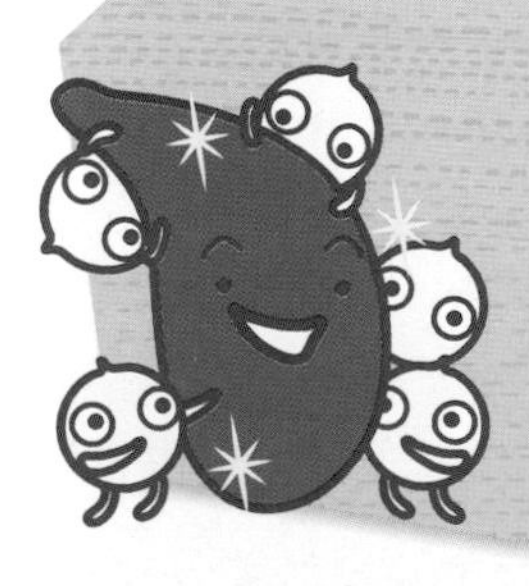

身為鉬的我們，會幫助身體將老舊細胞跟能量燃燒後所形成老廢物質，轉換成尿酸排出體外。除此之外，還會幫助身體將食物所含有的美味成分普林（purine）分解和排出。不過，要是短時間之內攝取到太多的我，有可能會造成關節疼痛，要留意這一點喔。

主要的營養素

維生素 B_1 弟弟

幫助消除疲勞

維生素 B_6 弟弟

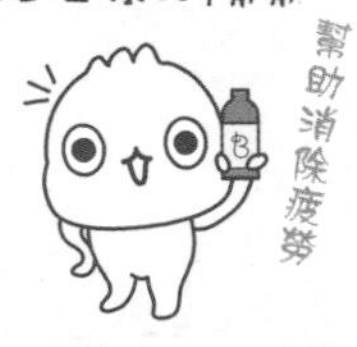

維持肌膚和黏膜的健康狀態！

鉀面具超人

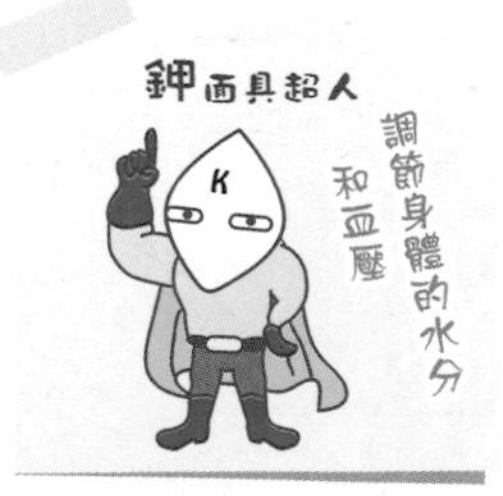

調節身體的水分和血壓

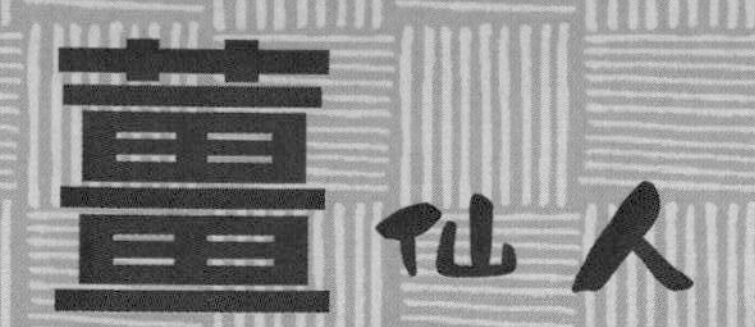

我作為對身體很好的生藥，長期守護著人類的健康。

讓身體變得暖和起來！

我從很久以前就被視為是一種生藥、辛香料，世界各地都會食用。

我除了含有薑辣素妹妹這種辛辣成分之外，還擁有很多種辛香成分。這便是我的力量來源呢。

薑辣素妹妹在調適胃部健康、暖和身體上面很有效果。

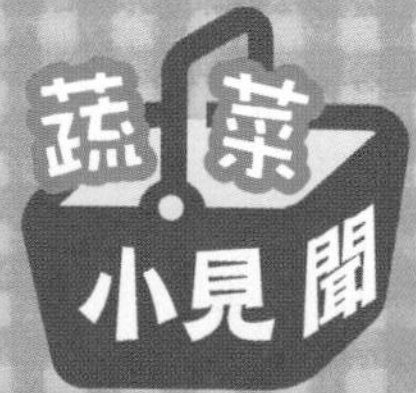

- 古希臘曾經從印度輸入乾燥過的薑，將其作為藥材使用。
- 在中世紀的英國，1磅（大約450克）的薑，曾經是一種跟一隻綿羊相同售價的高級食品。
- 薑在日本古代曾以不同的讀法，在《古事記》一書中登場過。

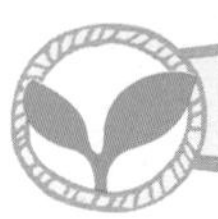

我是什麼樣的蔬菜呢？

我在世界各地，從很早以前就被拿來做為生藥、作為襯托料理的辛香料來使用，活躍至今。在印度跟中國，曾留有我在西元前650年左右相當活躍的紀錄。到了西元2、3世紀左右才來到了日本。在現代生活中，會被拿來作為薑汁燒肉、日式涼拌豆腐的調味佐料。附在壽司、牛丼、日式炒麵旁邊的紅薑或醃嫩薑，都是用我做出來的喔。

我含有鉀面具超人、錳男孩和鎂先生等等的營養素，礦物質含量相當豐富。除此之外，我所含有的辛辣成分薑辣素妹妹和多種辛香成分，具有能刺激唾液和胃液分泌、促進腸胃蠕動的作用，還能夠殺菌、暖和身體。薑對於改善剛感冒、手腳冰冷、神經痛很有效的這一點，也是自古以來就很有名的喔。

也請多多關注我！

薑辣素妹妹

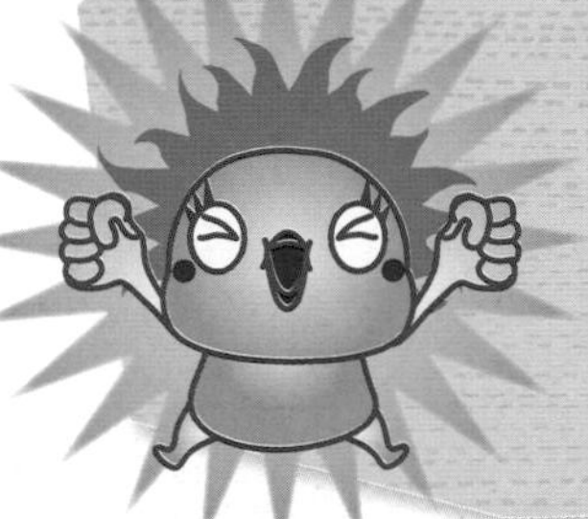

身為薑辣素的我，是薑仙人的辛辣味來源！我具有抗氧化力，能夠促進血液循環並且緩解頭痛症狀喔。而且，把薑仙人乾燥、加熱之後，我還會變身成薑烯酚和薑油酮這兩種成分呢！

素素的
一大重點

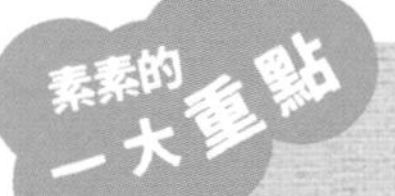

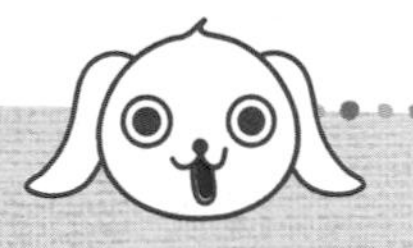

關於薑的殺菌力

薑烯酚和薑油酮是薑所含有的成分，它們都具有抗氧化力與能夠暖和身體的效果，這一點薑辣素就更不用說了，汪。它們都具有很強的殺菌力，所以也可以防止食物中毒，汪。壽司旁邊會附上醃嫩薑，就是因為人們自古以來早就知道薑具有殺菌力呢，汪。

主要的營養素

鉀面具超人

調節身體的水分和血壓

錳男孩
幫助骨骼的形成！

鎂先生
成為形成骨骼和牙齒的材料！

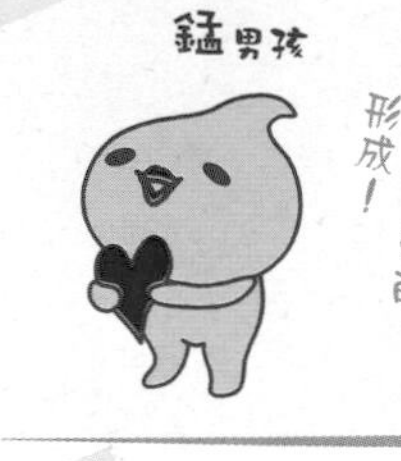

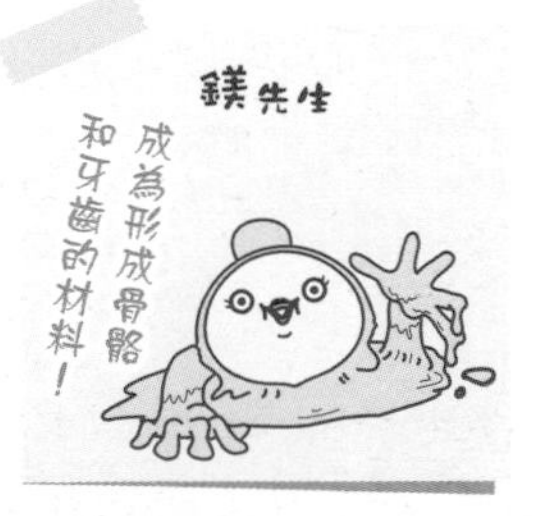

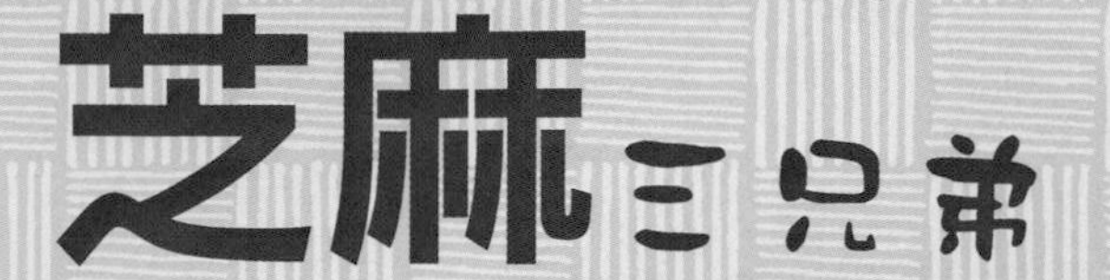

芝麻三兄弟

利用抗氧化力來防止老化，讓人容光煥發！

雖然小巧迷你，但卻身懷很多功效喔！

▶▶ 我們自古以來就是以辛香料和脂質來源的身分，在人類的飲食生活中做出各種貢獻。

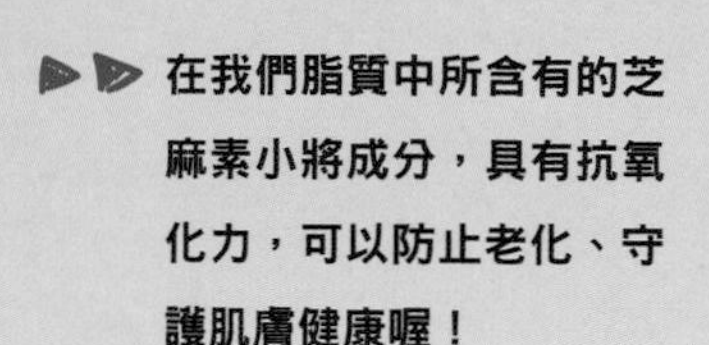

▶▶ 在我們脂質中所含有的芝麻素小將成分，具有抗氧化力，可以防止老化、守護肌膚健康喔！

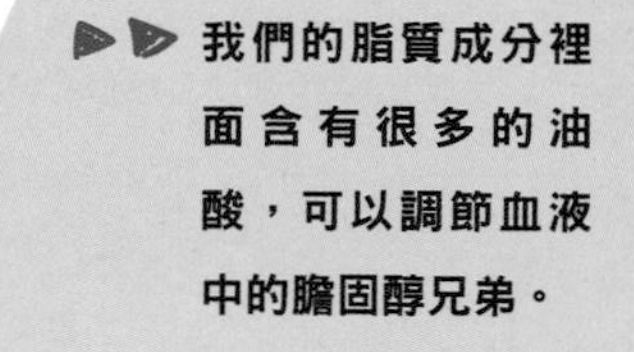

▶▶ 我們的脂質成分裡面含有很多的油酸，可以調節血液中的膽固醇兄弟。

蔬菜小見聞

- 在《阿里巴巴與四十大盜》故事中出現的「芝麻開門」咒語，英文是「Open Sesame」。而Open Sesame也含有「通往成功的鑰匙」之意。
- 芝麻分有白芝麻、黑芝麻、黃芝麻。黑芝麻的鐵跟花青素這種色素的含量特別多，抗氧化作用也很高。

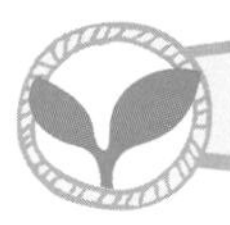

我是什麼樣的蔬菜呢？

身為芝麻的我們，可算是一種最古老的辛香料。據說我們最早是來自於非洲或印度，但是並沒有定論。我們在日本，也早在繩文時代開始，就被人們拿來做為辛香料和食用油。

我們雖然小巧迷你，但是卻能量滿滿。我們的脂質成分含有芝麻素小將、油酸，具有抗氧化力，可以防止老化、守護肌膚健康喔。

油酸可以調節身體裡的膽固醇兄弟。可以增加「好膽固醇」高密度脂蛋白HDL弟弟，降低「壞膽固醇」低密度脂蛋白LDL哥哥。

此外，必需胺基酸含量均衡的蛋白質弟弟、維生素B$_1$弟弟、鐵哥哥也都包含在其中喔。請在吃掉我們之後，變得精神充沛吧！

芝麻也可以調節膽固醇喔！

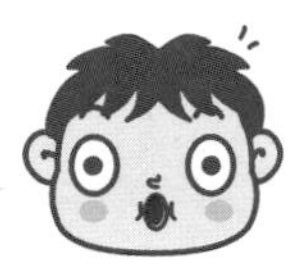

也請多多關注我！ 芝麻素小將

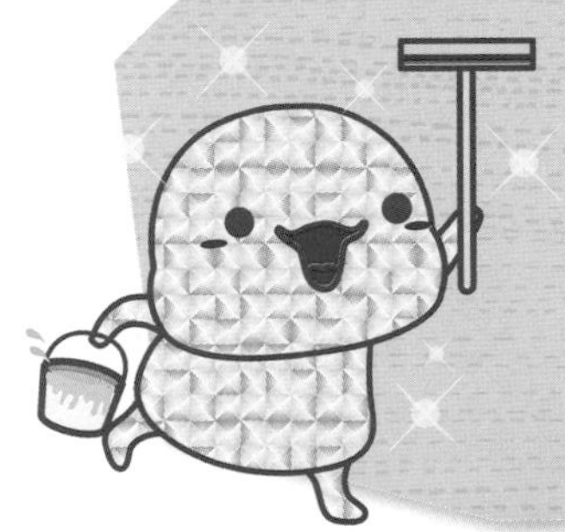

說到芝麻三兄弟，就會想到我，芝麻素。日文的芝麻素，是根據芝麻的英文「Sesamum」變化而來。我可以分解酒精保護肝臟、利用抗氧化作用防止老化，保護肌膚遠離斑點和雀斑。是個很勤奮的營養素呢！

也請多多關注我！ 膽固醇兄弟

LDL哥哥
HDL弟弟

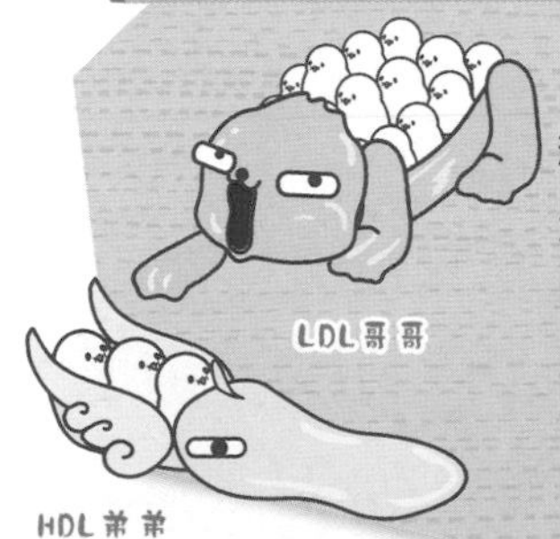

我們膽固醇兄弟，是存在於身體脂質裡的一種。低密度脂蛋白LDL哥哥會將膽固醇運送到全身，而我高密度脂蛋白HDL，則是負責回收多餘的膽固醇。低密度脂蛋白LDL哥哥增加太多的話，有可能會傷害到血管，所以請記得補充芝麻三兄弟唷！

主要的營養素

蛋白質弟弟

作為形成身體的材料！

維生素B$_1$弟弟

協助將醣類轉變成能量！

鐵哥哥

成為血液裡的成分！
Fe

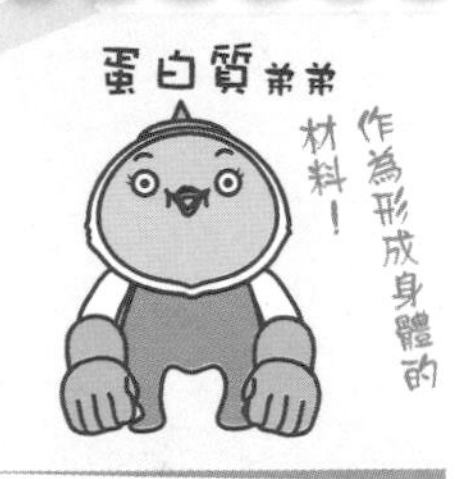

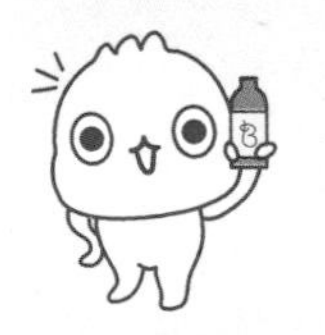

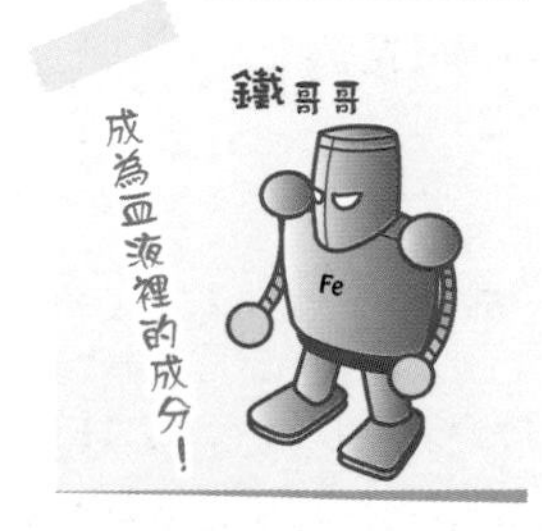

蔬菜營養素的小話題

從各式各樣的食物裡面攝取營養素吧！

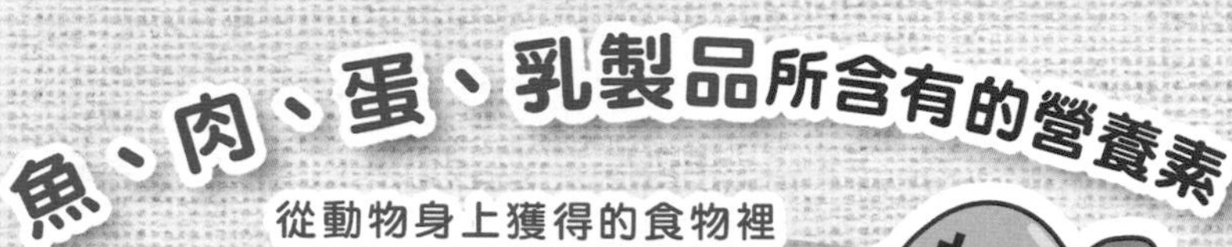

魚、肉、蛋、乳製品所含有的營養素

從動物身上獲得的食物裡面，含有很豐富的蛋白質和脂質喔。

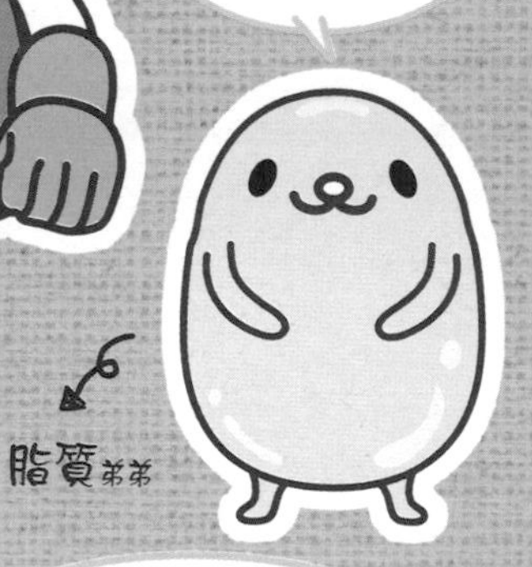

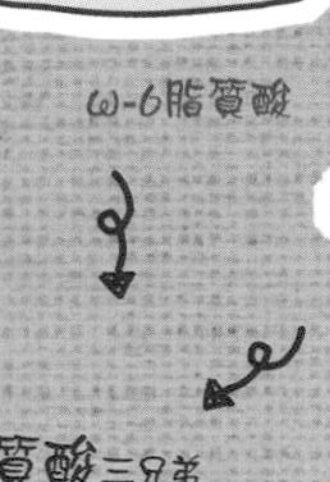

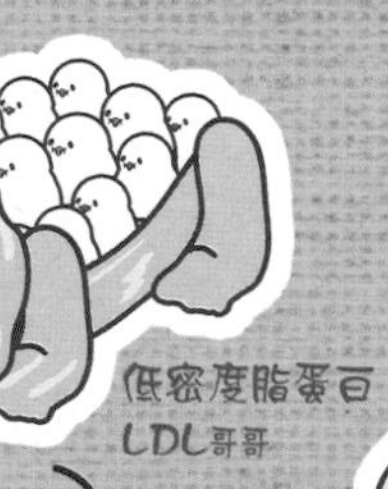

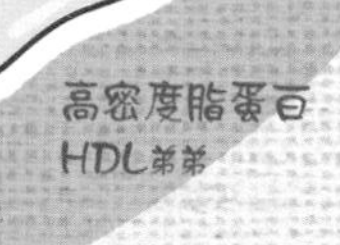

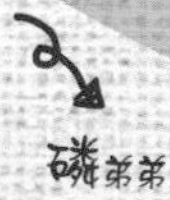

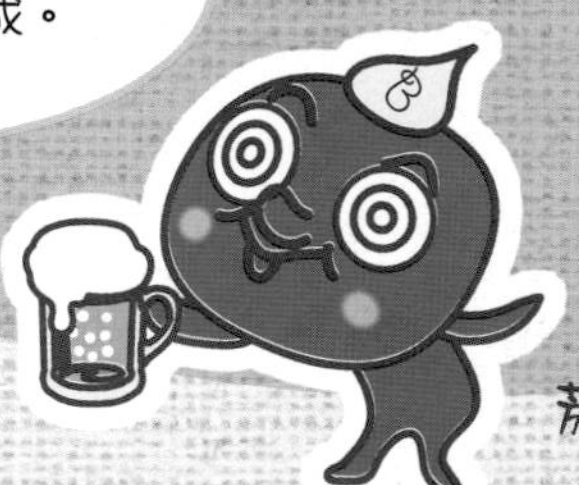

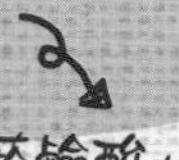

海藻所含有的營養素
海藻裡面含有豐富的礦物質跟維生素喔。
忙著幫助身體製造紅血球、促進神經細胞正常運作，相當地活躍喔。
維生素B12弟弟
我會幫忙抑制血糖值喔。
鉻先生
幫助維持肌膚和頭髮美麗，有助於小孩子的成長。
碘弟弟
穀類所含有的營養素
白米飯和麵包這些被拿來當作主食吃的穀類食品裡面，主要含有醣類喔。
我可以快速地轉換成能量喔。運往大腦的能量同樣也是喔。
醣類弟弟
水果所含有的營養素
特別含有很多的維生素C。而且，把水果裡面所含有的醣類吃進肚子裡面，血糖值也不容易上升喔。
維生素C妹妹
醣類弟弟

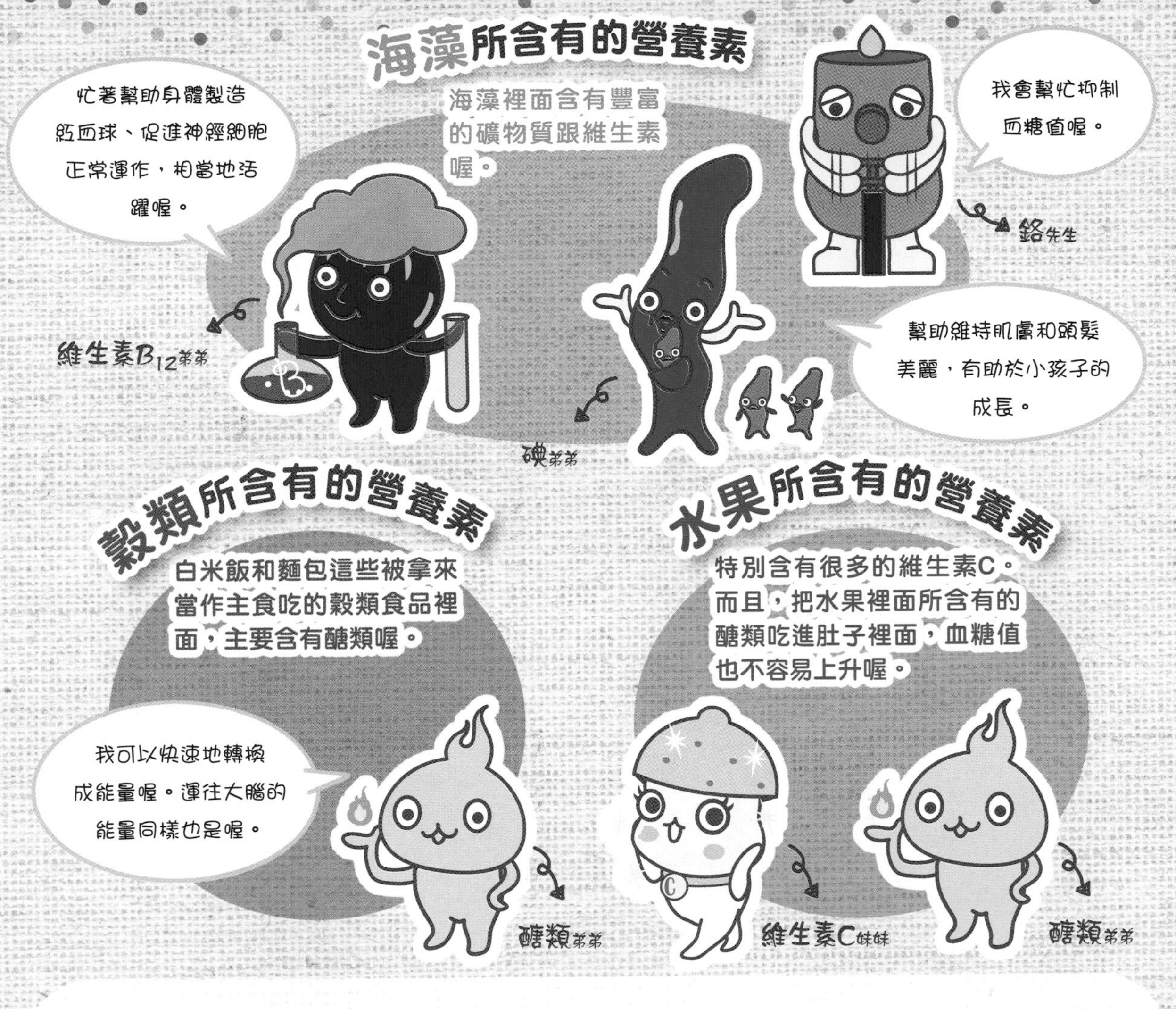

你應該已經知道蔬菜裡面含有各式各樣的營養成分了吧？不過，也有一些營養素，光靠吃蔬菜來攝取的話會嫌不夠。舉例來說，形成大家身體的肌肉、皮膚和骨骼等部位的蛋白質，是一種在魚、肉、蛋和乳製品這類食物裡面含量較多的營養素。而且，像是能轉換成有活力地活動時所需能量的醣類，則是一種在水果、白米飯和麵包這種用穀類做成的食物裡面含量較多的營養素。除此之外，昆布、羊栖菜這類的海藻裡面，也含有可以調節維生素B_{12}或碘等等的維生素和礦物質。

從各類食物裡面，均衡地攝取各式各樣的營養可是相當重要的一件事呢。

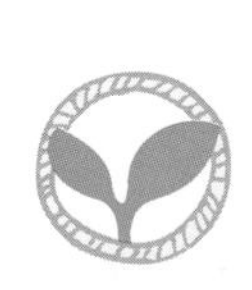

蔬菜營養素 可愛角色列表

在書的最後，讓我們將本書登場過的
角色的名字和特徵再複習一次，
汪！首先從蔬菜角色開始吧！

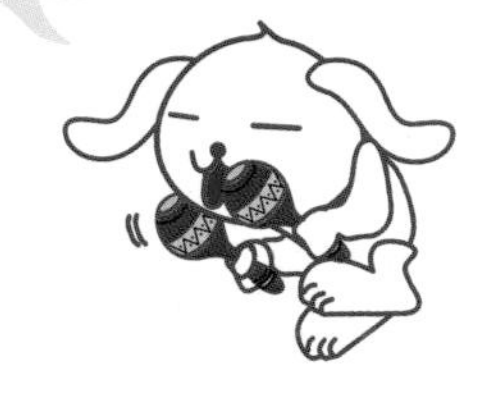

蔬菜角色一覽

胡蘿蔔

- 含有豐富的β-胡蘿蔔素，能在身體裡面轉換成維生素A，守護眼睛的健康。
- 維生素B_1和鉀等營養素也很多。

→p.12

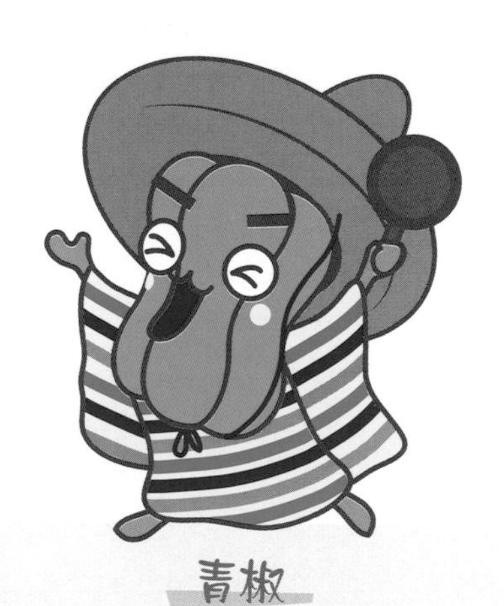

青椒

- 能夠從中攝取到具有預防感冒效果的維生素C。
- 也含有β-胡蘿蔔素和維生素B6等多種維生素。

→p.14

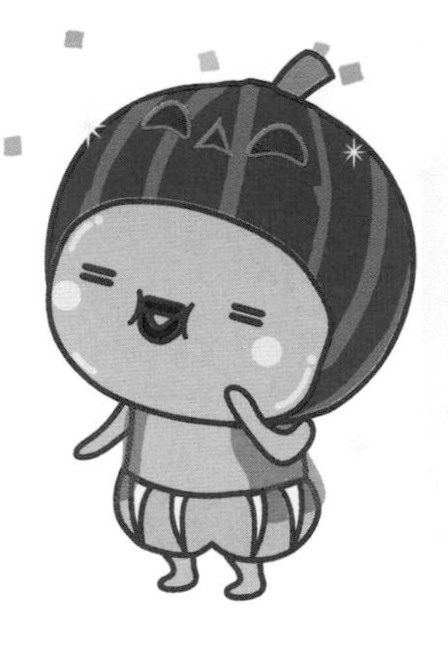

南瓜

- 可以充足地攝取到維生素ACE。
- 含有β-胡蘿蔔素和葉黃素這類具有抗氧化作用成分的營養素。

→p.16

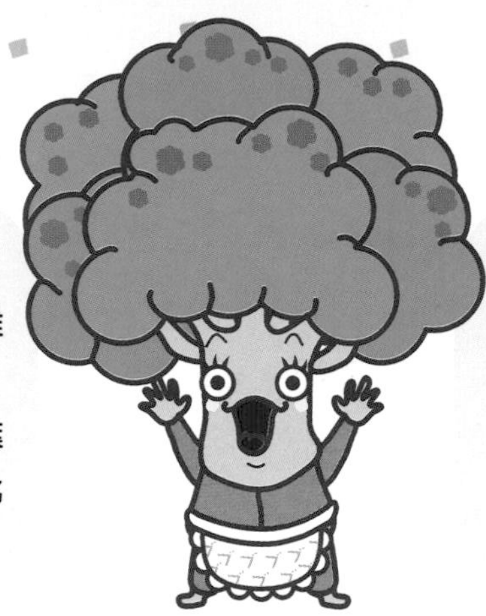

青花菜

- 含有大約比高麗菜多3倍的維生素C。
- 製造血液時不可或缺的鐵、葉酸含量充足。

→p.18

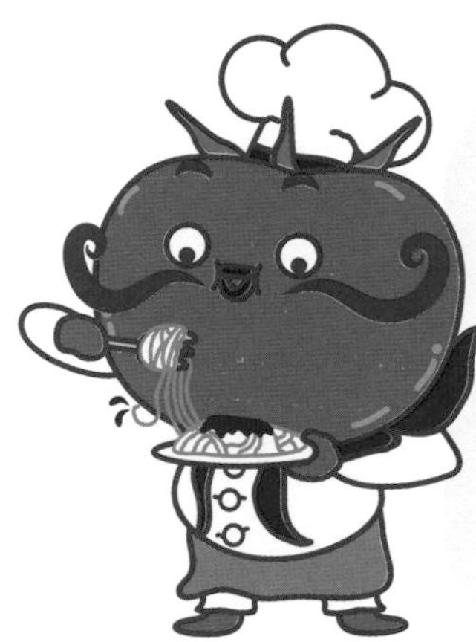

番茄

- 含有茄紅素和β-胡蘿蔔素這類具有抗氧化作用成分的營養素。
- 美味成分麩胺酸可以讓海鮮類食材變得更好吃。

→p.20

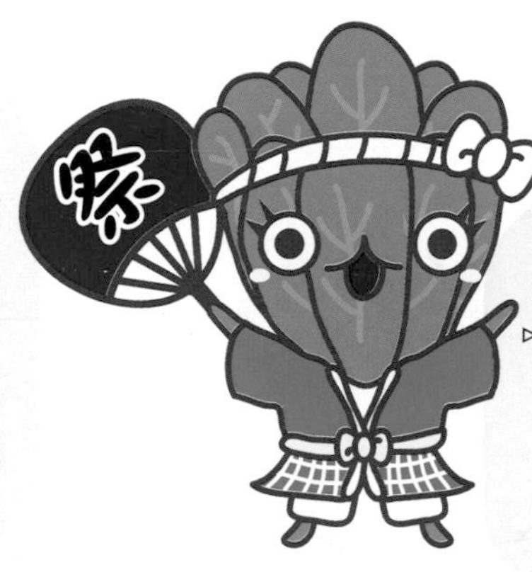

小松菜

- 鈣、鐵、鉀、鎂等等的礦物質含量也很豐富。

→p.24

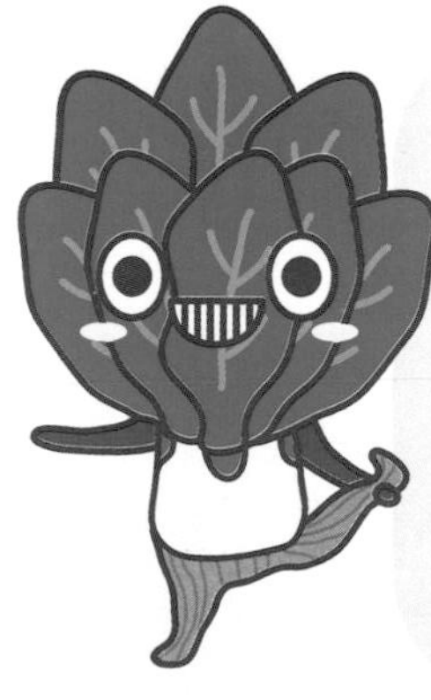

菠菜

- 冬季時節的菠菜擁有豐富的維生素C和醣類。
- 富含血液成分所需的鐵和葉酸，能夠預防貧血。

→p.26

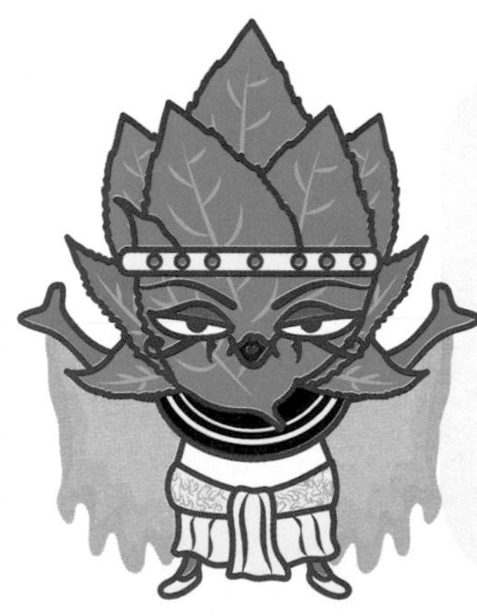

麻薏

- 維生素和礦物質的含量之多，在蔬菜裡面算是佼佼者。
- 含有黏液素這種黏滑成分，可以保護腸胃黏膜。

→p.28

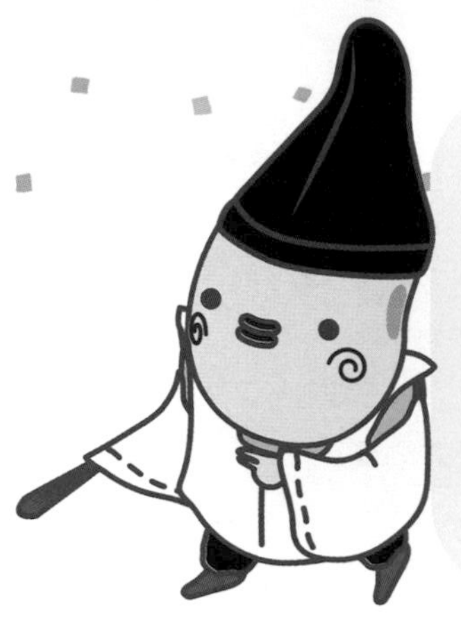

大豆

- 因為蛋白質含量豐富，所以也被稱為是「植物肉」。
- 含有可以改善皮膚粗糙和手腳冰冷、防止老化的異黃酮。

→p.30

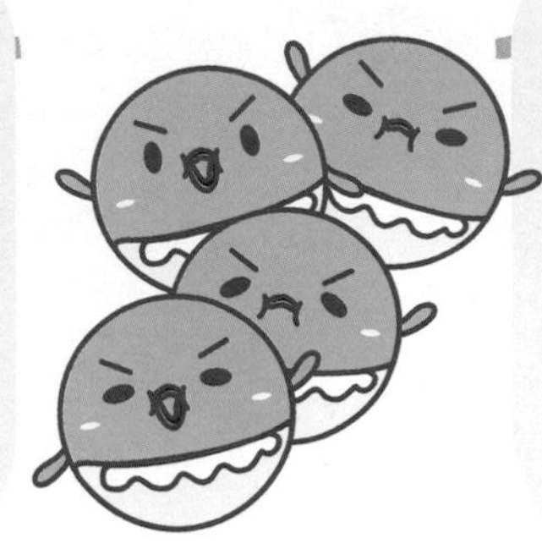

豌豆仁

- 含有必需胺基酸的蛋白質，可以活化大腦。
- 豐富的維生素B_1、B_2，可以轉換成醣類和脂質。

→p.32

四季豆

- 含有豐富的維生素B群，對消除疲勞相當有效。
- 可以一口氣攝取到全部的9種必需胺基酸。

→p.34

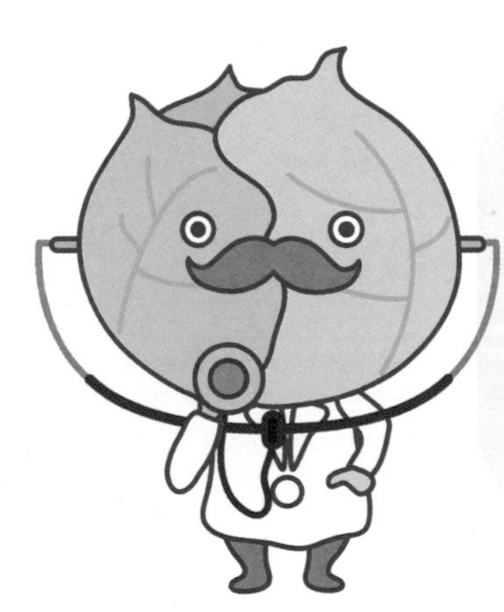

高麗菜

- 只要吃掉2～3片菜葉，就能攝取到一天所需維生素C的一半。
- 含有可以強化胃中黏膜的維生素U。

→p.38

白蘿蔔

- 含有一種具有抗氧化作用的異硫氰酸酯辣味成分，可以幫助胃液分泌。
- 蘿蔔葉的部分，含有豐富的維生素ACE。

→p.40

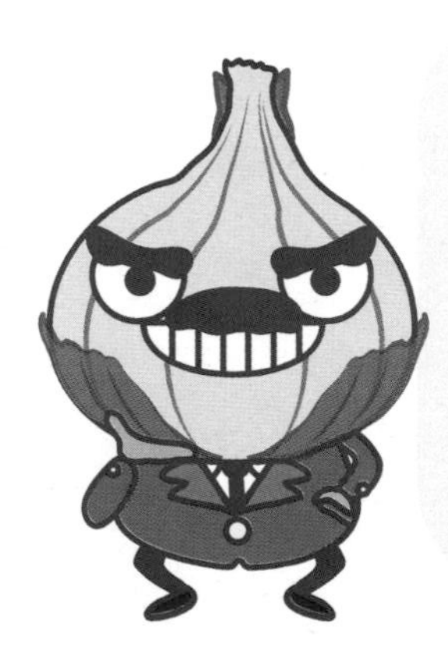

洋蔥

- 刺激性辣味來源的二烯丙基硫醚，可以讓血液變得順暢。
- 洋蔥皮的附近含有的槲皮素，具有較強的抗氧化作用。

→p.42

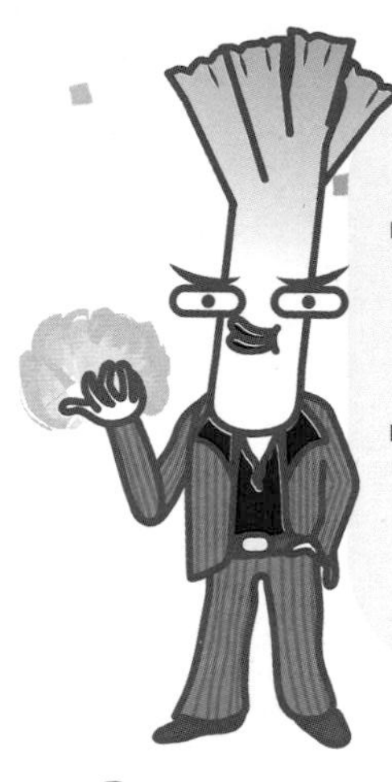

青蔥

- β-胡蘿蔔素和維生素C含量豐富，預防感冒這方面很有效。
- 含有屬於膳食纖維之一的果膠，可以抑制壞膽固醇的增加。

→p.44

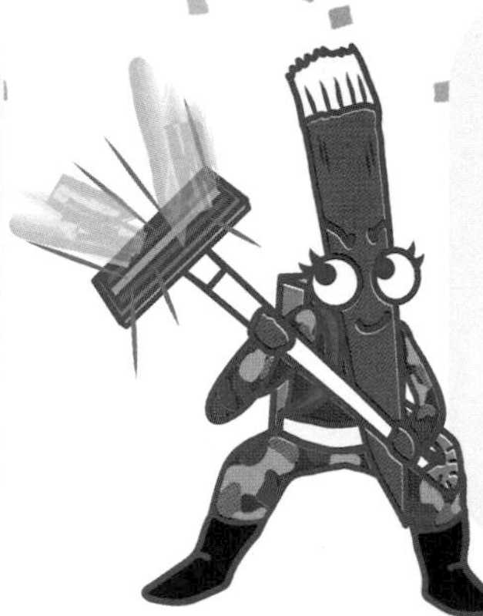

牛蒡

- 含有水溶性、不溶性兩種膳食纖維，可調整腸胃狀態。
- 鉀、鎂等等的礦物質含量豐富。

→p.46

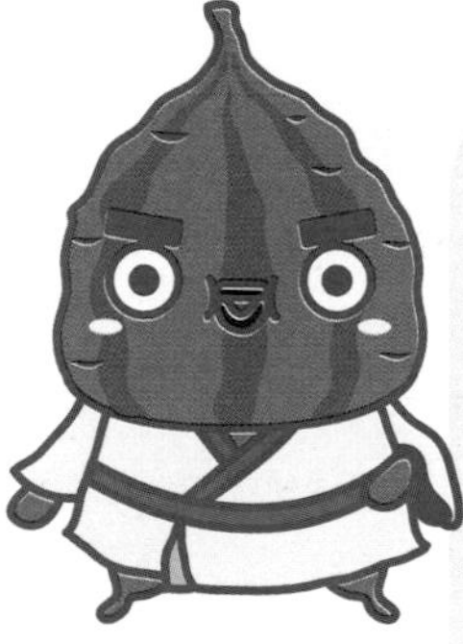

紅番薯

- 因為澱粉會將維生素C包裹起來，所以加熱也不會破壞營養成分。
- 含有膳食纖維和紫茉莉苷，能夠解除便祕狀況。

→p.48

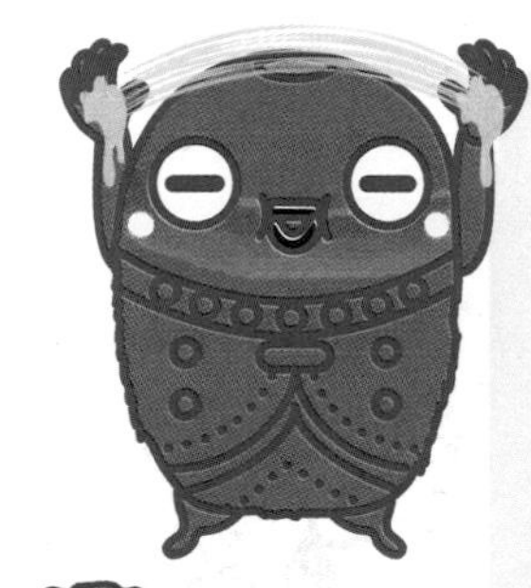

芋頭

- 含有一種叫做半乳聚糖的黏滑成分，能夠降低血糖值，預防糖尿病。
- 含有可以調節水分和血壓的鉀等等，礦物質含量豐富。

→p.50

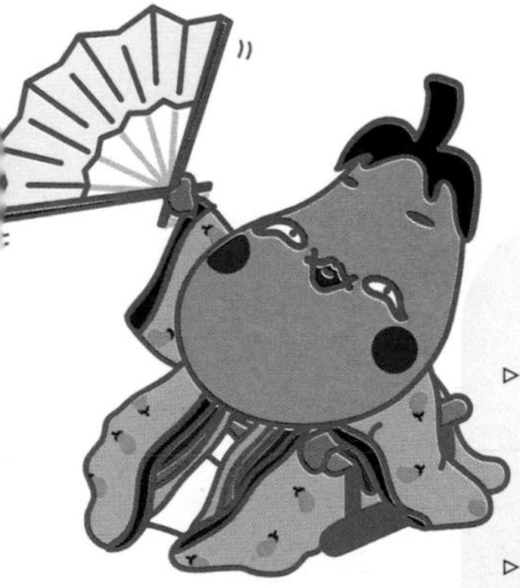

茄子

- 在鉀的作用下，可以促進排尿，讓身體降溫消暑。
- 含有可以消除眼睛疲勞的茄黃酮苷。

→p.52

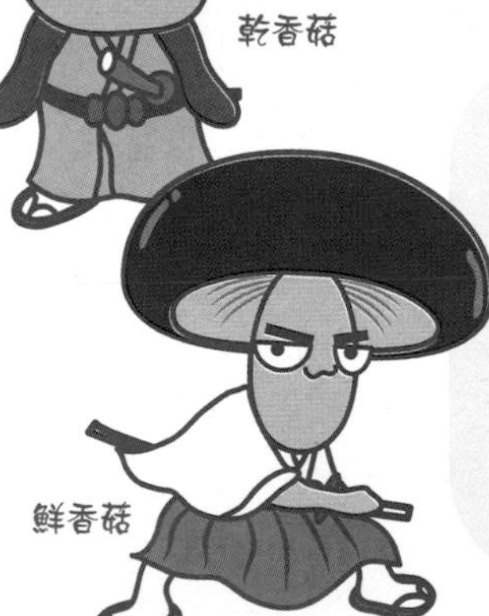

香菇

- 在陽光下曬乾，營養價值跟美味成分都會提升。
- 製造蛋白質時所需的維生素B_6含量豐富。

→p.56

舞菇

- 含有維生素B_1、B_2、生物素等等，維生素B群含量豐富。
- 可以預防癌症和高血壓的β-葡聚醣含量，在菇類中特別多。

→p.58

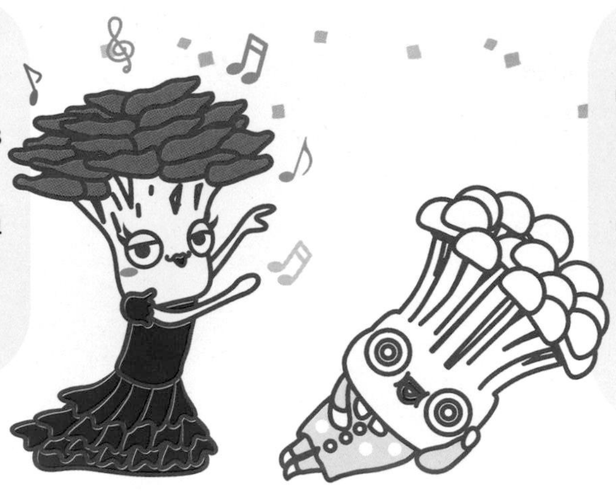

金針菇

- 含有可以幫助消除疲勞的維生素B_1等等，維生素B群含量豐富。
- 在泛酸和γ-胺基丁酸的作用下，可以緩解壓力。

→p.60

大蒜

- 含有維生素B_1和大蒜素，能夠消除疲勞、幫助恢復體力。
- 增精素可以擴張毛細血管，讓身體變得暖和起來。

→p.62

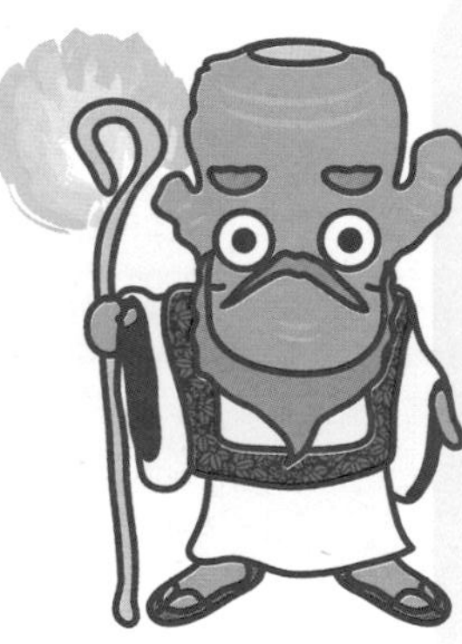

薑

- 辣味成分薑辣素，可以讓身體變得暖和、幫助身體燃燒脂質。
- 薑辣素經過加熱之後，就會轉換成薑烯酚或薑油酮，發揮強力的殺菌力。

→p.64

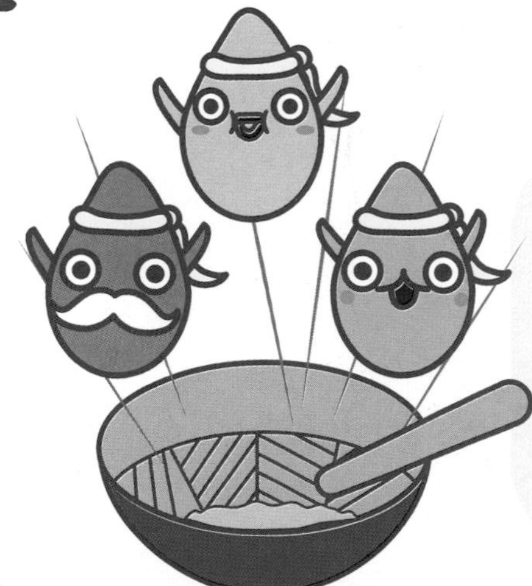

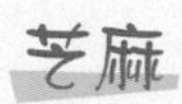

芝麻

- 具抗氧化作用的芝麻素含量豐富。
- 油酸具有調節膽固醇運作機能的作用。

→p.66

關於蔬菜，我們已經順利地
複習完了呢！

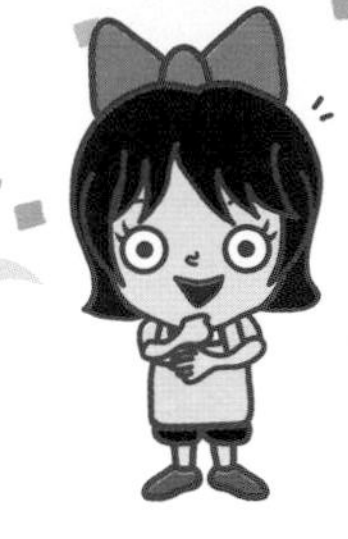

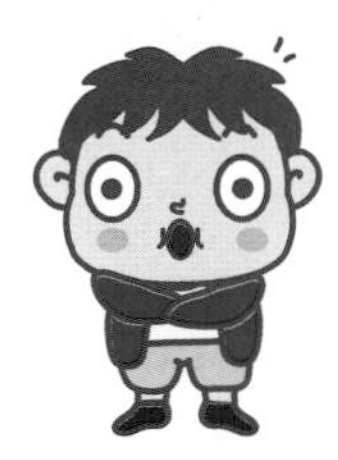

營養素角色一覽

接下來要複習營養素角色！
記號是營養素的機能性成分，
汪！

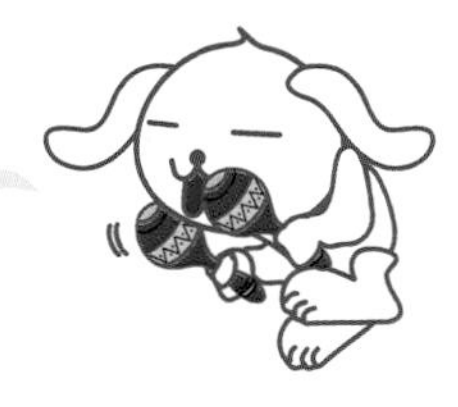

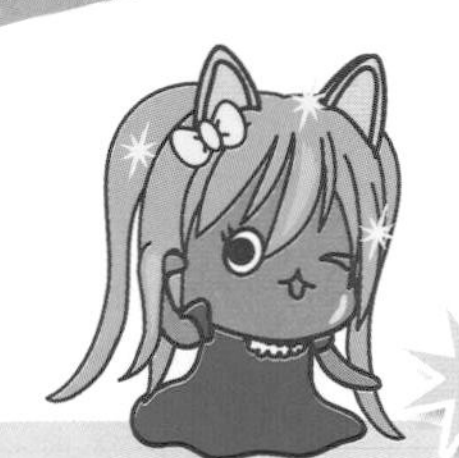

β-胡蘿蔔素

- 在身體裡面轉換成維生素A，守護眼睛的健康。
- 在維持美麗肌膚和髮質上面很有效果。 →p.13

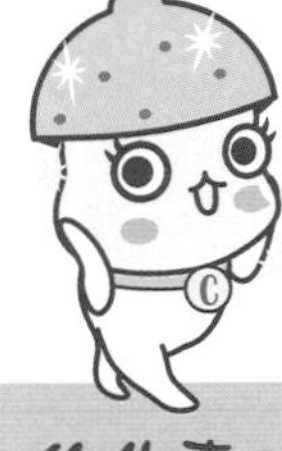

維生素C

- 可以提高免疫力，保護身體遠離病毒。
- 具抗氧化作用，可預防老化。

→p.15

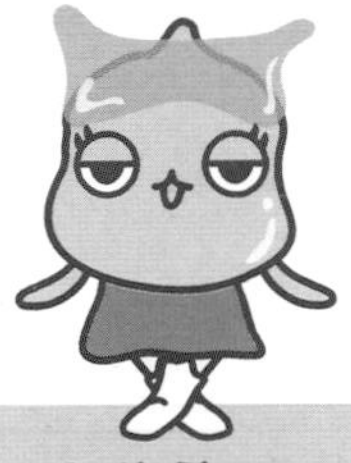

維生素E

- 可以幫助血液順暢，預防動脈硬化。
- 具抗氧化作用，可以防止長出斑點或皺紋。 →p.17

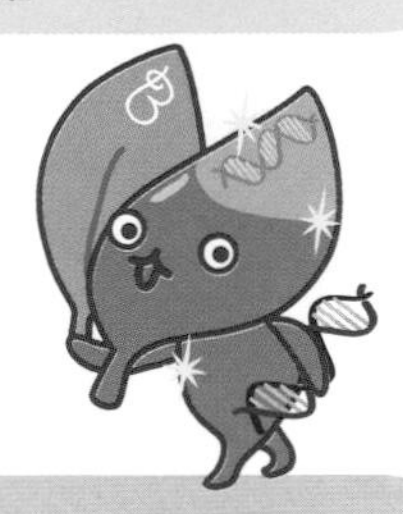

葉酸

- 協助身體製造紅血球，預防貧血。
- 在形成DNA等方面上也不可或缺。 →p.19

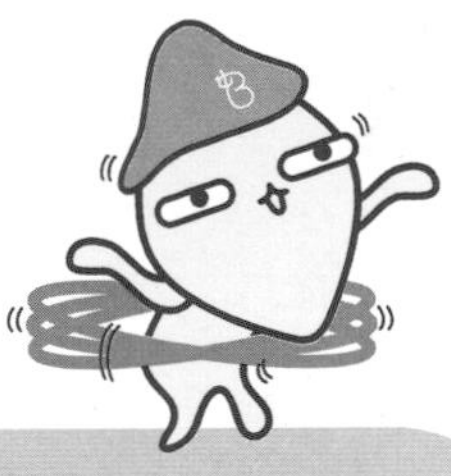

維生素B2

- 幫忙將脂質轉換成能量。
- 協助身體的成長。

→p.19

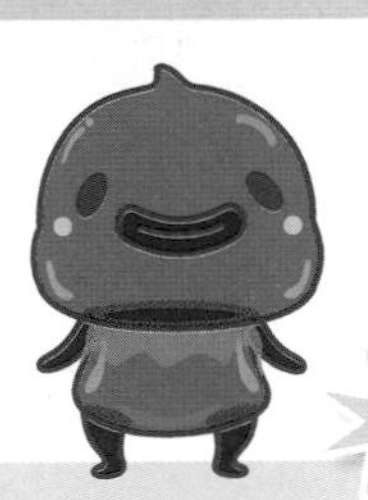

茄紅素

- 具抗氧化力，可預防高血壓、維持肌膚美麗。

→p.21

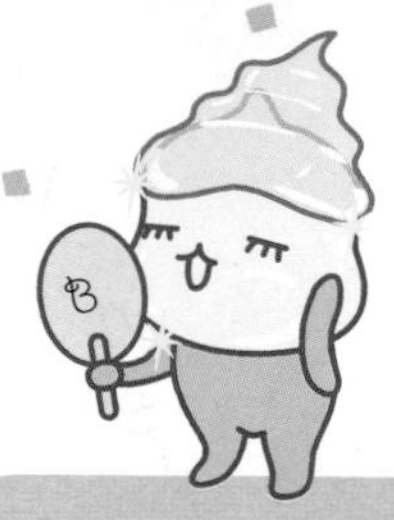

生物素

▹維持健康而美麗的肌膚、毛髮與指甲。

▹協助將三大營養素轉換成能量。

→p.21

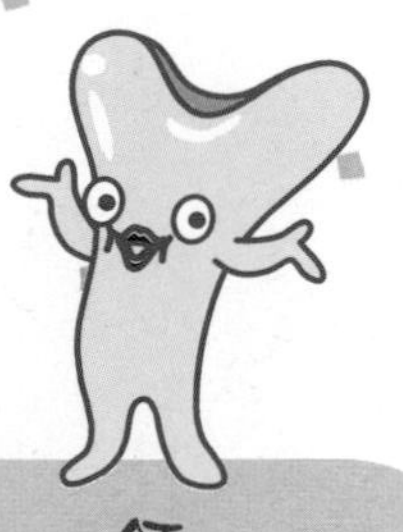

鈣

▹作為形成骨骼和牙齒的材料。

▹讓肌肉的動作變得流暢。

→p.25

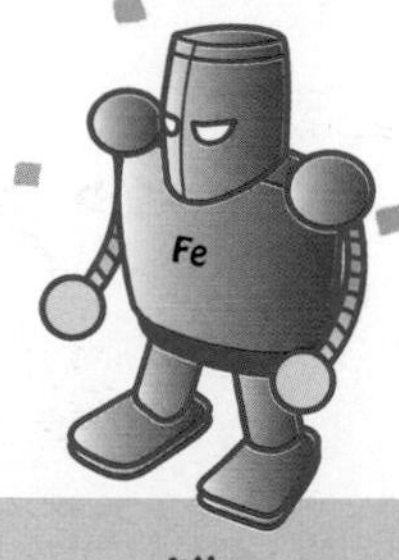

鐵

▹作為合成紅血球主要成分血紅素的材料，形成血液。

→p.27

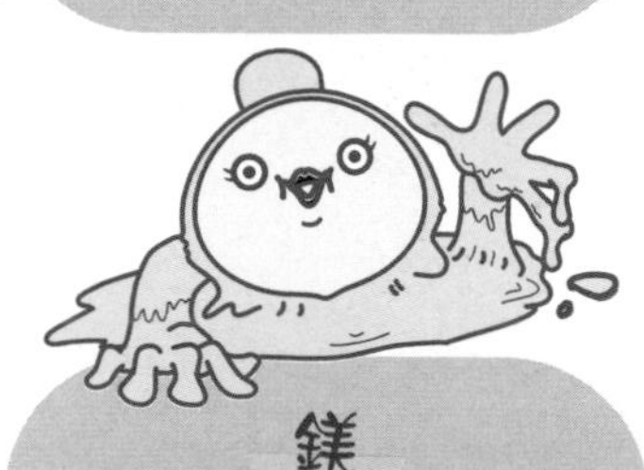

鎂

▹作為形成骨骼和牙齒的材料。

▹讓肌肉的動作變得流暢。

→p.27

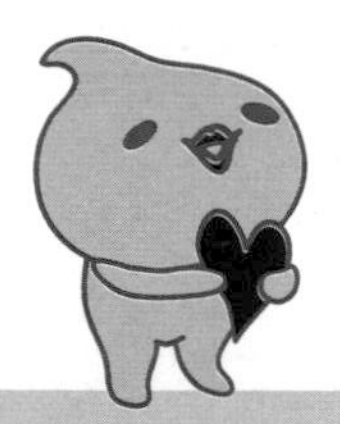

錳

▹幫助骨骼代謝，進行骨骼的形成與分解。

▹與胎兒的形成有所關聯。

→p.29

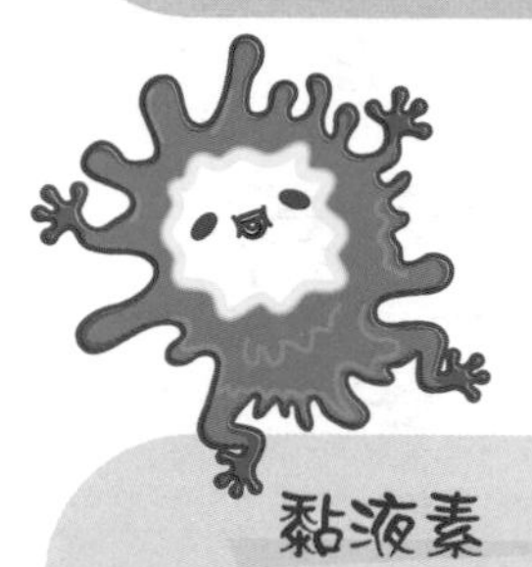

黏液素

▹保護身體裡的黏膜，防止胃潰瘍和胃炎。

→p.29

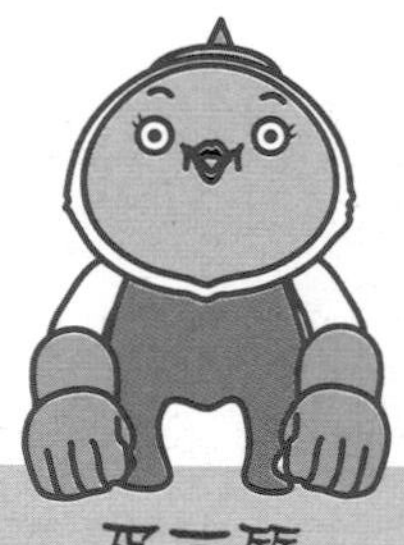

蛋白質

▹作為形成肌肉、皮膚、內臟等部位的材料。

▹在提升免疫力方面很有幫助。

→p.31

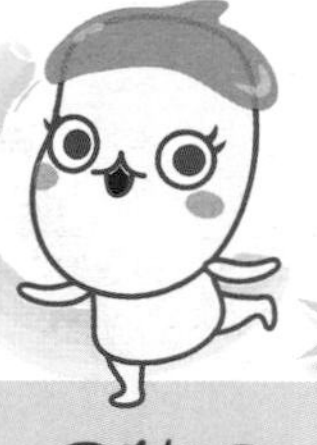

異黃酮

▹能夠預防骨質疏鬆症。

▹有著類似女性荷爾蒙的作用，改善皮膚粗糙、手腳冰冷。

→p.31

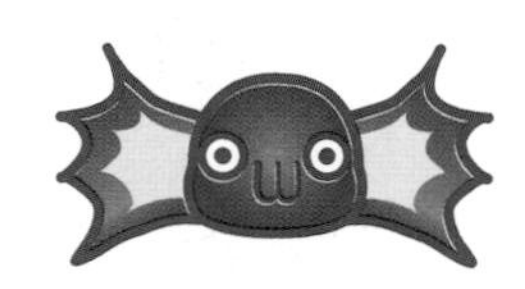

銅

▹幫助鐵合成血液主要成分的血紅素。

→p.33

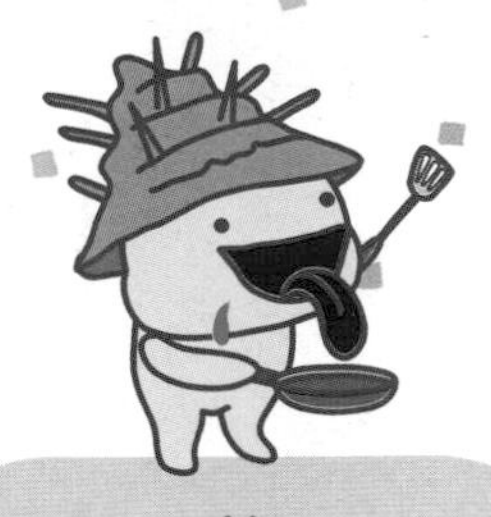

鋅

▷促進細胞新陳代謝旺盛。

▷幫助生長激素的分泌，讓味覺正常運作。

→p.33

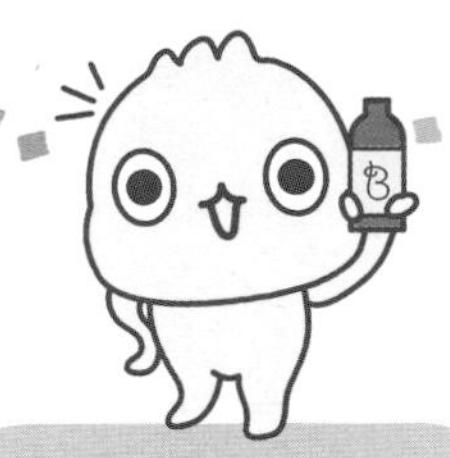

維生素B_1

▷協助將醣類轉換成能量。

▷能夠消除身體的疲勞。

→p.35

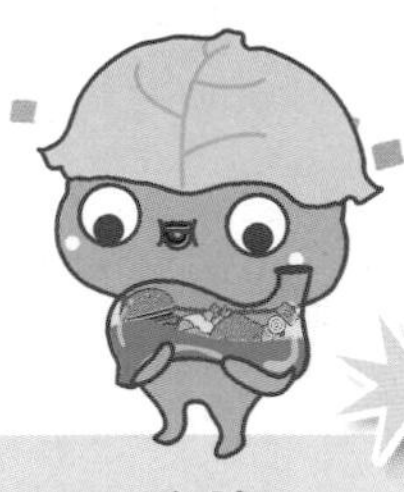

維生素U

▷抑制胃酸分泌過多。

▷強化胃的黏膜，保護胃和十二指腸遠離潰瘍。

→p.39

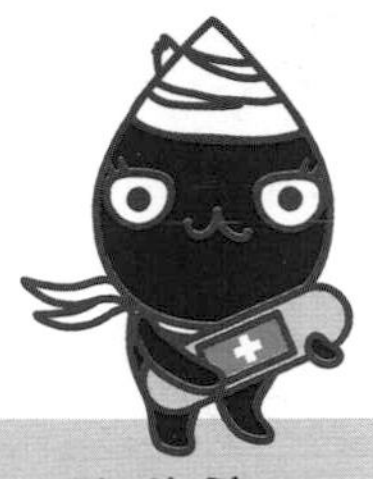

維生素K

▷在止血的時候發揮作用。

▷幫助鈣成為骨骼的材料。

→p.39

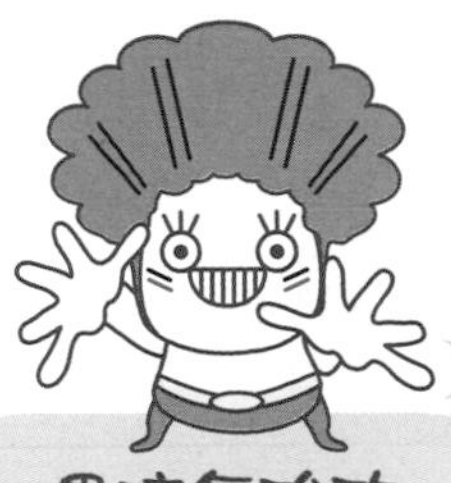

異硫氰酸酯

▷可以促進胃酸分泌。

▷幫助肝臟進行排毒。

→p.41

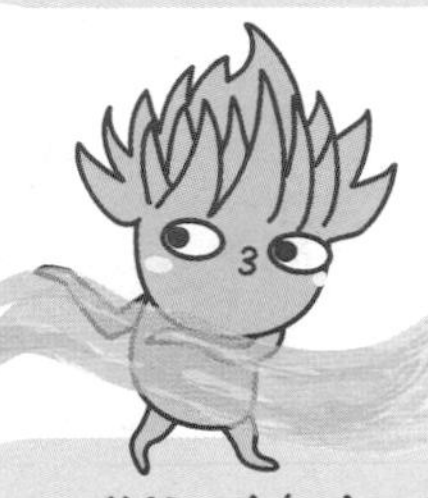

二烯丙基硫醚

▷可以幫助血液順暢。

▷讓精神安定下來，改善失眠狀況。

→p.43

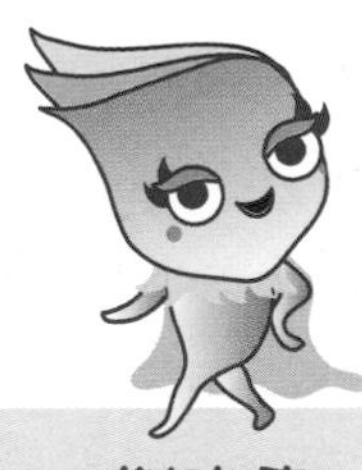

槲皮素

▷能夠抑制過敏反應。

▷具抗氧化作用，可預防癌症等疾病。

→p.43

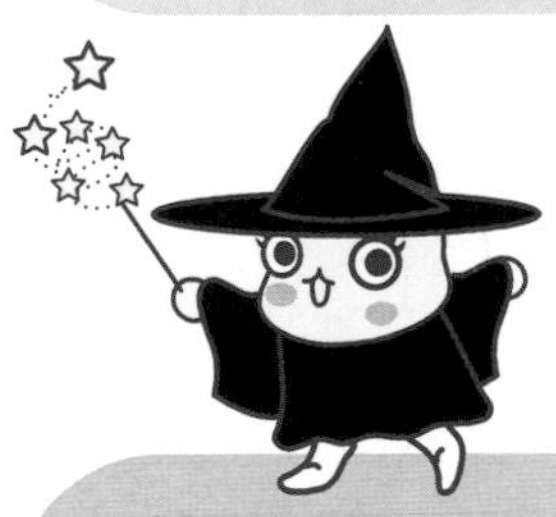

硒

▷具抗氧化力，可防止老化。

▷提高身體免疫力。

→p.45

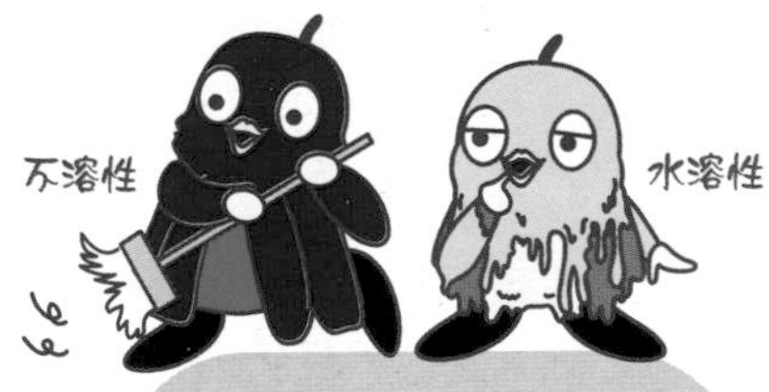

膳食纖維

▷將腸道清理乾淨，防止便秘和疾病。

→p.47

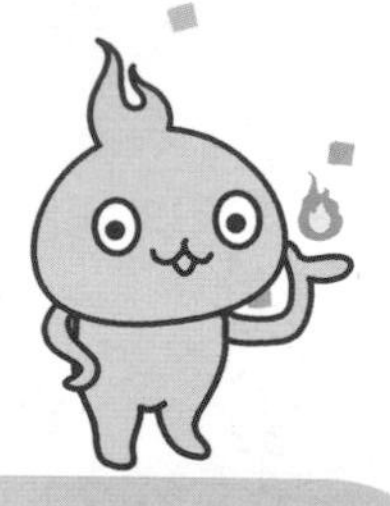

醣類

▹快速地轉換成能量。

▹成為大腦和神經組織的能量。

→p.49

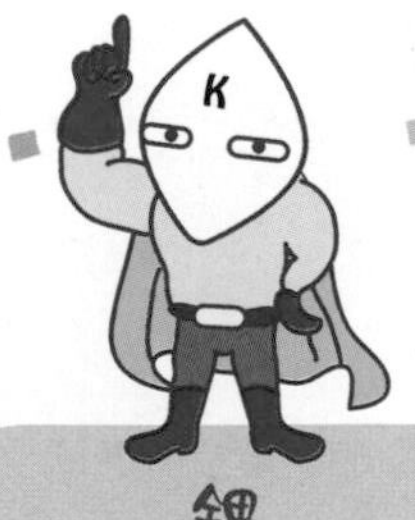

鉀

▹能和鈉一起調節體內的水分和血壓。

▹幫助進行能量的製造。

→p.51

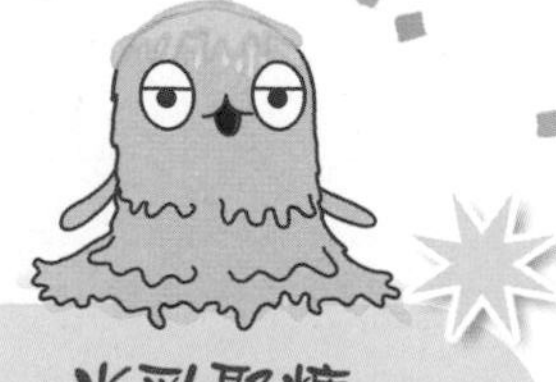

半乳聚糖

▹能夠降低血糖值，預防糖尿病。

▹促進大腦活化。

→p.51

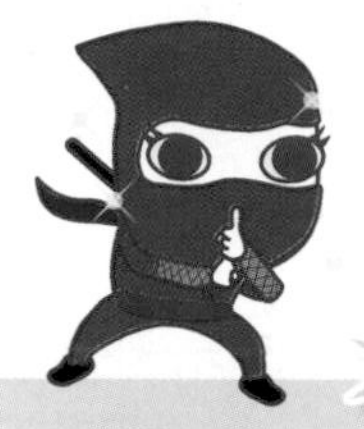

茄黃酮苷

▹具有抗氧化作用。

▹消除眼睛疲勞，幫助視力回復。

→p.53

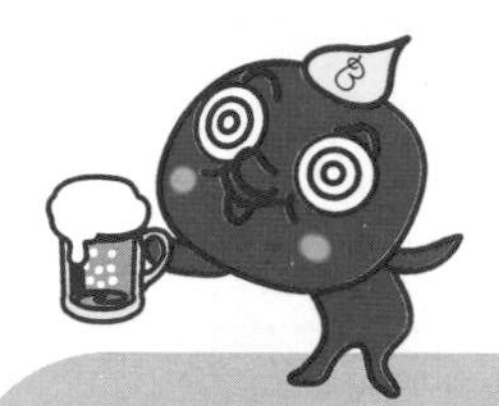

菸鹼酸

▹幫助酒精的分解。

▹協助將三大營養素轉換成能量。

→p.53

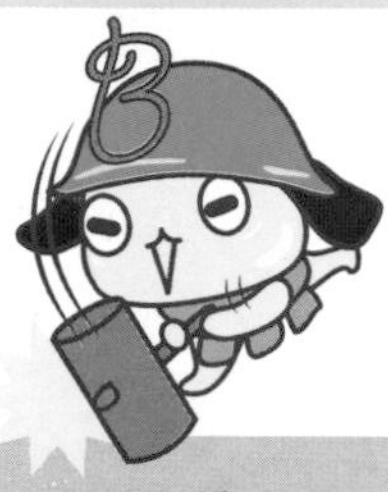

維生素B_6

▹協助蛋白質代謝。

▹維持肌膚和黏膜的健康狀態。

→p.57

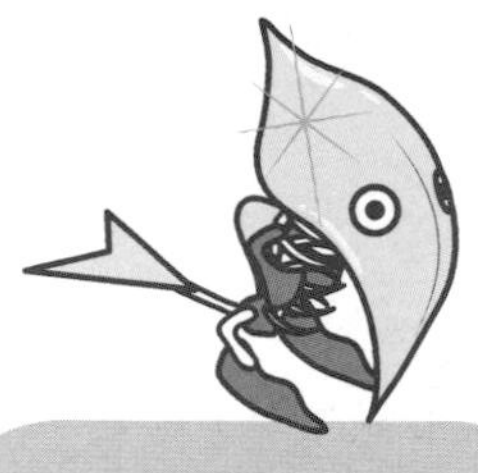

維生素D

▹幫助身體吸收鈣，促進骨骼和牙齒的成長。

→p.59

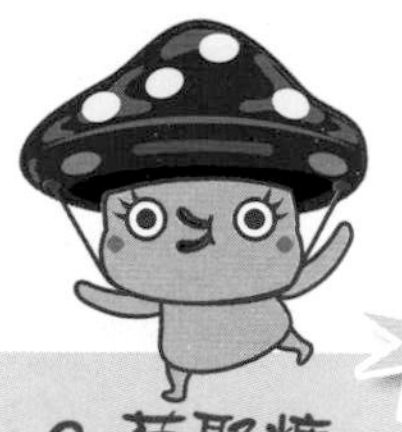

β-葡聚糖

▹可以促進免疫細胞活化。

▹能夠抑制過敏反應。

→p.59

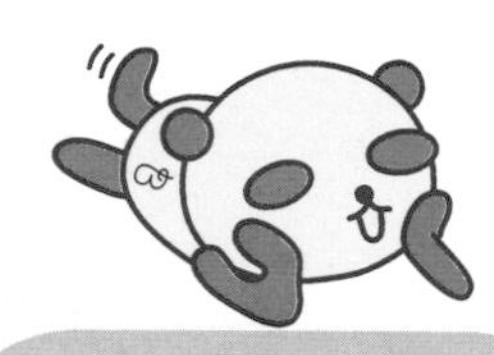

泛酸

▹能夠緩解壓力。

▹協助將三大營養素轉換成能量。

→p.61

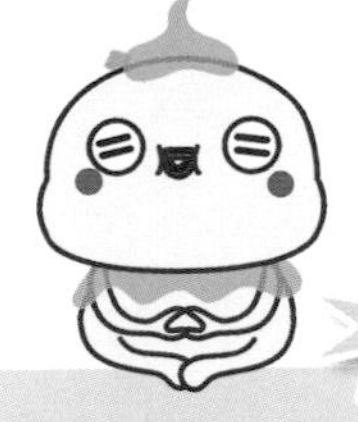

γ-胺基丁酸

▹讓處於興奮狀態的神經變得冷靜，令人放鬆下來。

→p.61

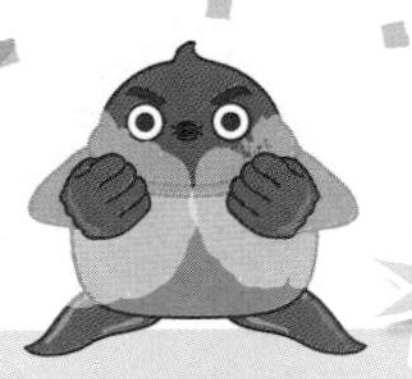

大蒜素

▹具有抗氧化力與殺菌力。

▹幫助維生素B_1發揮作用，消除疲勞。

→p.63

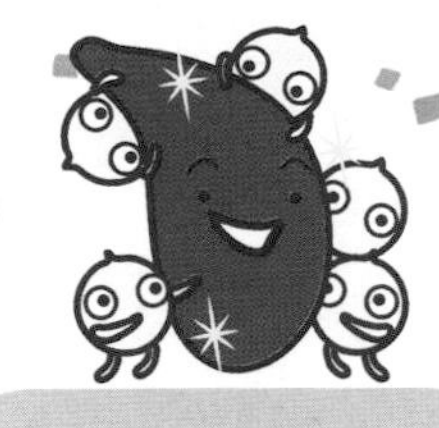

鉬

▹幫助身體將老舊細胞轉換成尿酸，代謝出體外。

→p.63

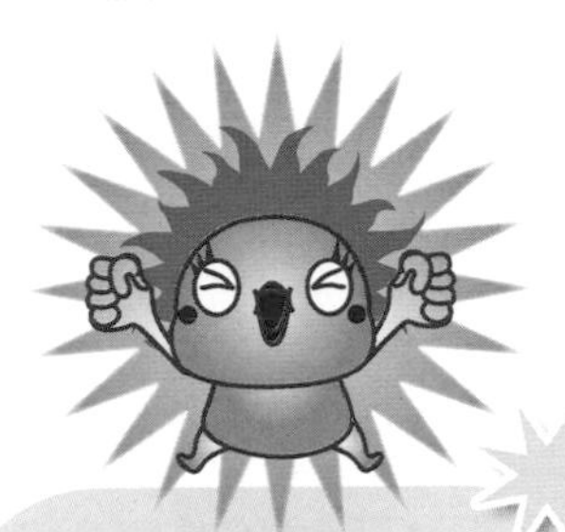

薑辣素

▹促進血液循環，緩和頭痛症狀、讓身體退燒。

▹經過加熱之後，就會轉換成薑烯酚或薑油酮。

→p.65

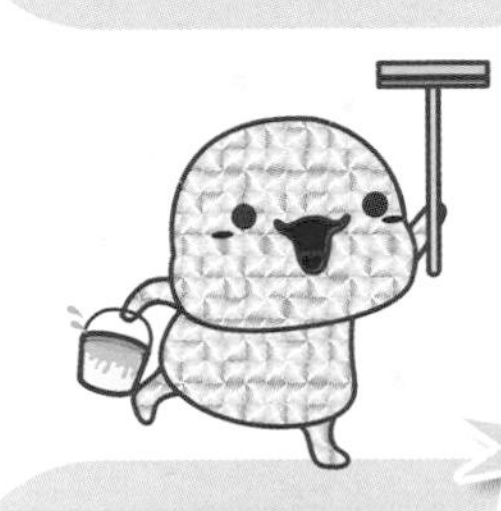

芝麻素

▹能將酒精分解掉，守護肝臟。

▹具有抗氧化作用。

→p.67

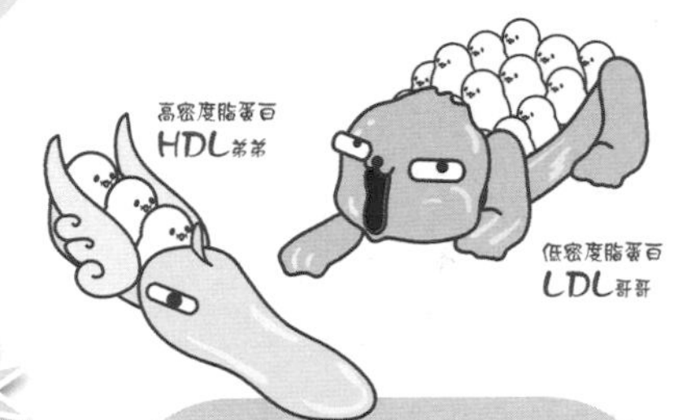

膽固醇

▹低密度脂蛋白LDL會將膽固醇運送到全身，高密度脂蛋白HDL則負責回收膽固醇。

→p.67

＊關於本書裡面沒介紹到的營養素，請參閱《營養素可愛角色圖鑑》吧！

吃掉充分足夠的蔬菜吧！

在素素的介紹之下，小營和小養已經對這些蔬菜和營養素有所認識。他們兩個人認識了很多的蔬菜，也學到了它們各自的特徵和它們所含有的營養素。大家也要將這些蔬菜的知識放在心裡，均衡地攝取這些營養素喔！

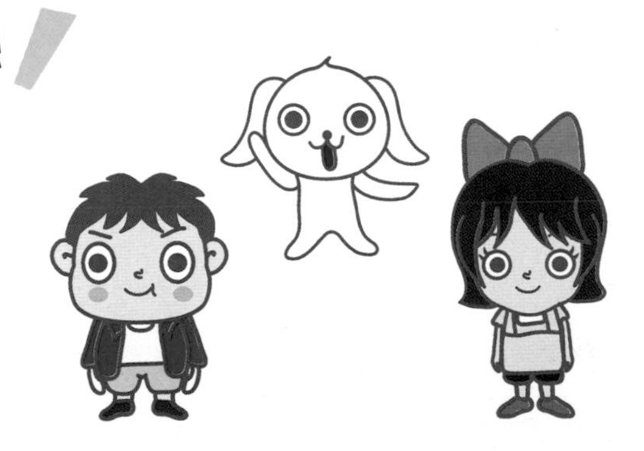

監修

田中　明（Tanaka Akira）

女子營養大學臨床營養醫學研究室教授／營養診療所所長　醫學博士
進行生活習慣病患者的診療與各種健康雜誌、電視節目監修等事務。

蒲池桂子（Kamachi Keiko）

女子營養大學營養診療所教授
進行營養診療的經營管理、生活習慣病營養諮詢、公司企業營養顧問等事務。

插畫

いとうみつる（Ito Mitsuru）

原先從事廣告設計，後來轉換跑道，成為專職插畫家。擅長創作溫馨之中又帶有「輕鬆詼諧」感的插畫角色。

TITLE

蔬菜營養素小圖鑑

STAFF

出版	瑞昇文化事業股份有限公司
監修	田中明　蒲池桂子
插畫	いとうみつる
譯者	黃美玉
總編輯	郭湘齡
文字編輯	徐承義　蕭妤秦　張聿雯
美術編輯	許菩真
排版	執筆者設計工作室
製版	明宏彩色照相製版股份有限公司
印刷	桂林彩色印刷股份有限公司
法律顧問	立勤國際法律事務所　黃沛聲律師
戶名	瑞昇文化事業股份有限公司
劃撥帳號	19598343
地址	新北市中和區景平路464巷2弄1-4號
電話	(02)2945-3191
傳真	(02)2945-3190
網址	www.rising-books.com.tw
Mail	deepblue@rising-books.com.tw
本版日期	2022年7月
定價	300元

ORIGINAL JAPANESE EDITION STAFF

本文テキスト	中居恵子
デザイン・編集・制作	ジーグレイプ株式会社
企画・編集	株式会社日本図書センター

國家圖書館出版品預行編目資料

蔬菜營養素小圖鑑 / 田中明, 蒲池桂子監修；いとうみつる插畫；黃美玉譯. -- 初版. -- 新北市：瑞昇文化, 2020.04
84面；19 X 21公分
譯自：野菜と栄養素キャラクター図鑑
ISBN 978-986-401-408-8(平裝)

1.蔬菜 2.營養 3.健康飲食

411.3　　109003286